正誤表

認知症ハンドブック② 認知症の薬物治療＜改訂版＞

本書（改訂版第1刷）の図番号に以下の誤りがありました（図番号の図4-6の重複）。お詫びして訂正いたします。

訂正箇所	誤	正
p.80 下から1行目	（図4-6）	（図4-7）
p.81 の図の番号	図4-6	図4-7
p.84 上から7行目	（図4-7）	（図4-8）
p.84 の図の番号	図4-7	図4-8
p.84 下から1行目	（図4-8）	（図4-9）
p.85 の図の番号	図4-8	図4-9
p.86 下から1行目	（図4-9）	（図4-10）
p.86 の図の番号	図4-9	図4-10
p.87 下から6行目	（図4-10）	（図4-11）
p.88 の図の番号	図4-10	図4-11
p.125 下から2行目	図4-9（p.86）	図4-10（p.86）

2018年1月

フジメディカル出版　編集部

認知症ハンドブック❷

認知症の薬物治療〈改訂版〉
― コウノメソッド処方テクニック

河野和彦
名古屋フォレストクリニック院長

フジメディカル出版

●改訂版の序

　2006年に初版が出てから、認知症の薬物治療についてはいろいろなことがあったことは、ここに改めて記すこともないでしょう。

　アリセプトが使用開始になって18年。その後アリセプトには後発品が出され、レビー小体型認知症（DLB）に対して先発品のみ認可されました。しかし、コウノメソッド（私が提唱する認知症薬物療法マニュアル）ではDLBへの第一選択はリバスタッチパッチ・イクセロンパッチ（以下、シェアの多いリバスタッチと言う）であり、アリセプトは多くの症例で禁忌としています。

　私は臨床試験を実施した患者数とは比較にならない患者を診ています。例えばDLBの初診患者は年間約250例です。医学会の推奨や、厚労省の認可は腑に落ちないことばかりであることが現実です。もし読者が何の疑問も持たずに認知症の処方を続けているのなら、患者を診察する能力に欠けると言わざるを得ません。

　その後、レミニール、メマリーも使用が可能になりましたが、アリセプトとの効果の違いがわからないとか、同じようなものだと思っている臨床医が少なくないこともわかっています。患者を数多く経験していくと薬の違いがわかってくるのですが、それはこの改訂版で解説します。

　コウノメソッドは2007年からインターネットで公開され、ほぼ毎年更新してきました。その治療法を全国の臨床医に試してもらい、手ごたえを感じた医師は、2008年からコウノメソッド実践医に登録していただき公開しています。彼らの真価は、薬の副作用を出さないということが最大の能力です。それほど、中枢神経系の診療では副作用が多発します。

　2015年に「認知症治療研究会」が立ち上げられ、私はその副代表世話人として医歯薬3部門、看護師、福祉関係者を世話人に選出して、介護現場を把握できるようにバランスのとれた人選をしたつもりです。

　介護者の悲しみや苦しみを理解したうえでの処方は、かかりつけ医には欠かせないことです。それを考えると、興奮系のアリセプトをどのような患者にも投与したり、易怒があるのに増量規程通り増量したりする

ということが、いかに認知症介護の実態に沿わない処方であるかということを知っていただきたいと思います。

2015年に「一般社団法人 抗認知症薬の適量処方を実現する会」（代表：長尾和宏医師）が立ち上がり、認知症の中核薬4成分の事実上の増量規程をやめさせるように運動を始めました。2015年の講演会（兵庫県尼崎市）の時に介護家族にアンケートをとると、過半数が増量による副作用の経験をしており、その3/4はアリセプトでした。

この本の改訂版執筆を出版社から打診された時は、廃刊にしようとも思いました。しかし、多くの読者がこの本で初めてアリセプトの副作用を認識し、コウノメソッドの世界に入ってきたかを考えると、この本のアリセプトに関する詳細な記載は、歴史的に残されるべきと考え、その部分を保存しながら最新のコウノメソッド（点滴療法やサプリメントも含めて）を解説していくのがよいと決意したのです。

すでに多くの医師が、著書群の中から私の発言を信じ、信じたことが正しかったことを確認しています。個体差の大きい高齢者医療において、用法用量をすべての患者に適応してはいけないこと、学会で推奨されることが必ずしも正解ではないことを学んでほしいと思います。

平成30年1月

著 者

●はじめに

　日本の認知症をとりまく医療現場は、いまや風雲急を告げています。平成11年11月に初めてのアルツハイマー型認知症治療薬、アリセプトが使用可能となり、その5ヵ月後には介護保険制度がスタートしました。

　この2つの「大事件」が医療、福祉関係者に与えた影響力は、計り知れないものです。なぜかと申しますと、認知症の進行を遅らせることが実証されているアリセプトが存在する以上、医師は認知症の早期発見を怠ることができなくなったからです。

　次に、介護保険申請の際に主治医が意見書を作成しなければならなくなり、何らかの知能検査や画像診断を行って、認知症を科学的に診察しなければならなくなったからです。

　これまで長年にわたって認知症の診療に消極的であった日本の大多数の医師たちのお尻に火がついた状態になりました。アリセプトと介護保険は、明らかに日本の認知症診療レベルを引き上げたと私は感じています。

　しかし、認知症の早期発見は専門医にとっても難しいケースがあります。それをプライマリケア医が完璧にできるはずがありません。医師会などが認知症診療技術について知識を広めようとしていますが、講師の説明やテキストの内容が不十分なため、実践に生かすことはなかなかできないようです。

　医学は「科学」ですから経験や勘だけで語ることは許されません。しかし脳内のアセチルコリン受容体の話を1時間したところで、聴衆は翌日からアルツハイマー患者を診察できるのでしょうか。プライマリケア医は医学生ではありません。医師たちが渇望しているのは、実践的な診療技術、患者が必ず幸福になる方法であるはずです。

　医師には過剰診断も過小評価も許されません。しかしアルツハイマー型認知症に限って言えば、医師が「気づかなさすぎる」のが現状です。そこで、ホームヘルパーやケアマネジャーの観察力が、時に医師の診断力に優ります。

その実状を読者が謙虚に受け止め、この本に目を通せば、必ず1ランクも2ランクも上の認知症を診られる医師になるはずです。そして、この本は看護師、介護職、行政の福祉担当者、教育機関においても役立つようにしてあります。
　忙しい読者に、無駄な知識はいっさい含まないこの本を熟読されることをお勧めします。

平成17年12月

著　者

●シリーズの序 ～シリーズ2にあたって

　学会のシンポジウムを眺めていると、演者と聴衆が大変盛り上がって議論しています。しかし、認知症の診断について重箱の隅をつつくような議論に終始し、患者をどう治すか、家族をどう救うかという話がなかなか出てこないことにいつもイライラさせられます。

　確かに「診断」のセッションで治療の話に多くの時間が取れないことはわかります。しかし、脳血流シンチやMRIがなくては議論にならないという雰囲気のシンポジウムを見学して帰った開業医さんたちは、どんな気持ちでいるでしょうか。「あんな高度機器を使わないと認知症は診断してはいけないのだろうか」とか「あんな細かい鑑別診断は自分にはできない」と思い、場合によってはかえって認知症診療に乗り出す気力がそがれてしまわないでしょうか。学会に出席すればするほど認知症から離れていく、こんなことがあってはならないと思います。そのようなことが本当に起きているなら、患者、家族にとってこれ以上の悲劇はありません。なぜ、最も重要な知能検査の議論をしないのか、と思います。

　医学は科学でなければなりません。ちゃんと診断してから治療をするという大原則が医学教育にはあります。しかし、今日、明日の外来患者の苦痛を除き、認知症の進行を止めるためには、開業医は「大原則」に縛られているわけにはいきません。開業医は患者を治療しなければ価値がないからです。そのためには、CTがないから治療できないなどとへこたれているわけにはいかないのです。

　臨床医には「診断学的治療」という手法があります。抗うつ薬で元気になる患者はうつ病であり、アリセプトが効く患者は認知症だと言えます。認知症病型の誤診率は専門医においても10％以上あることを考えると、プライマリケア医が誤診を気にしていたら積極的な認知症との関わりはできないでしょう。

　誤診してもよいと言っているのではありません。ただ、仮に誤診していても処方によって病状をよけい悪くすることさえしなければよいのです。

　ですから、薬の加減を家族にしてもらうという私の手法は、老年精神

領域においては絶対に必要なことです。「アルツハイマー型痴呆研究会第6回シンポジウム」（2005年4月16日、東京）では、改訂長谷川式スケール28点の62歳女性の症例に対して専門医が自分たちの意見をキーパッドで集計されました。その結果30.8％しかアルツハイマー型認知症ないしその前駆状態と考えないのに、それを上回る53.7％がアリセプトを処方すると答えました。「理論」と「現場」のギャップは、臨床医の頭の中にも存在します。

　学会は、真の臨床医、職人を育ててこなかった。認知症専門医を育てられる「研鑽会」がいまだできていないため、私はそのイメージをこの本で表現したいと思いました。言うまでもなく全3巻のうち、最も重要なポジションと位置づけられるこの治療編で認知症診療の技をご覧いただきたいと思います。

　診断と治療は切り離せませんので、この治療編についても診断の考え方が大いに登場してきます。

平成17年12月

著　者

お断り

　当シリーズでは現場で役立つように、薬剤名を一般名ではなく商品名で言及いたしたいと思います。アリセプトは一般名がドネペジルですが、世界中でアリセプトという商品名が採用されています。
　また、現在アルツハイマー型認知症（ATD）の治療は、アリセプトなくしては語れません。アリセプトの使用に関しては、用量の加減が大変重要で、それを間違えると良くなるはずの患者も周辺症状を悪化させてしまいます。ところが他の向精神薬と異なり、アリセプトだけが5mgという最高量を処方しないとレセプトカットされるという不可思議な審査が多くの自治体で行われていました。
　私は臨床医として当然、患者の安全と改善を優先して考え、5mg未満という処方を約3割の患者で行っています。最近では、多くの専門医が1～2mgといった用量で著効を示す患者が存在し、その場合は患者のために5mgまで増量してはいけないことを知っています。

目　次

改訂版の序　3
はじめに　5
シリーズの序 〜シリーズ2にあたって　7
本書で紹介するアリセプト症例のプロフィール　12
本書で用いる主な略語　14

1　認知症を正しく治す……………………………15
　1. プライマリケア医に要求される医療レベル　15
　2. 医療過誤を防ぐ知識　16
　3. 認知症症状を理解する　21

2　陽性症状を治す…………………………………23
　1. 精神症状を一般人にわかりやすく説明する方法　23
　2. 「興奮」の定義と薬　24
　3. 陽性症状に対する処方　25
　4. 抑制系の第一選択薬　26
　5. 抑制系の第二選択薬　38
　6. 妄想を減らす処方　39
　7. 不眠の治療　42
　8. BPSD（behavioral and psychological symptoms of dementia、認知症の行動および心理症状）　43
　9. 患者の不安材料を排除する　45
　10. 介護負担軽減のための処方〜まとめ〜　45

3　陰性症状を治す…………………………………47
　1. 陰性症状とは　47
　2. 陰性症状に対する処方　50

4　中核症状を治す ················· 52

1. 中核症状に対する処方　52
2. アリセプトの効果とはどのようなものか　55
3. 前頭葉機能　56
4. 側頭葉機能　56
5. 周辺症状　57
6. 運動機能　58
7. 自覚症状　59
8. アリセプトの前期興奮について　60
9. アリセプトの後期興奮について　63
10. アリセプト用量と患者の「バランス」　65
11. アリセプト1.5mgで改善した症例　66
12. アリセプトの静穏作用　68
13. アリセプトを増量する必要がないケース　69
14. 中核症状が悪化した時どうするか　71
15. アリセプトのnon responderへの対応と中止時期　72
16. てんかんの対応　74
17. アリセプトの処方指針　75
18. アリセプトの中止　76
19. レミニールの臨床　80
20. リバスタッチパッチ・イクセロンパッチの臨床　83
21. メマリーの臨床　87

5　認知症の細密な分析と処方 ················· 89

1. 認知症の複合を診断する　89
2. アルツハイマー型認知症のバリエーション　91
3. 認知症の複合を読んだ処方　94
4. レビー小体型認知症の対策　100
5. パーキンソニズムの制御　111

  6．ペルマックスの興奮作用　114
  7．パーキンソン病治療薬の使いこなし　114

6　アルツハイマー型認知症以外の認知症　117
  1．特発性正常圧水頭症への内科医の関わり　117
  2．前頭側頭型認知症治療の試み　119
  3．脳血管性認知症の治療　127
  4．脳血管性うつ状態の治療　130
  5．降圧薬の選択　133
  6．脳梗塞予防薬　135
  7．プレタールの抗認知症効果　136

7　歩行障害系認知症の治療法　137

8　各論 〜症例徹底研究〜　151
  1．アリセプトのresponderと軽症例に対する処方　151
  2．アリセプトの長期効果　152
  3．アルツハイマー型認知症の血管因子について　153
  4．アリセプトの効果と副次作用の交錯　155
  5．アリセプトによるパーキンソニズム　157
  6．アリセプト無効例の特徴と経過　158

おわりに　162
索引　164

本書で紹介するアリセプト症例のプロフィール（初回効果時ないし最も安定した時の処方）

アリセプト用量順　Dp：アリセプト（mg）　G：グラマリール（mg）

症例	年齢	性別	病　名	HDS-R	Dp	G	その他	Dp#	Dp 効果度
1	42	男	ピック病	6		150	セロクエル25mg	—	×
33	75		ATD	3		150		1452	○×
79	77		ATD	4				169	
6	87		ATD	5.5	0		テトラミド30mg	1487	
7	67	女	ATD＋うつ病	19			パキシル	—	×
67	75		ATD＋PD	20.5			シンメトレル100mg	1498	
30	72		ATD	24				912	
8	75		MCI（preATD）	26			サアミオン2錠	1366	
77	82	女	MCI（preATD）＋SCI	0	0.75	75		1275	
61	77		DLB	13			（前医の抗うつ薬）	1507	○○○
71	75	女	ATD＋PD	12	0.8		メネシットなど	999	
60	58	女	DLB	9				1504	
63	78		DLB（兄弟例）	10			ペルマックス	1259	○○
73	62	男	NPH＋ATD	15	1		シンメトレル	1647	×
64	72		DLB	15			相談		
47	80	女	DNTC＋VD	16				919	○○○
29	69	女	ATD＋うつ病	21.5		50		1465	×
70	85	女	ATD＋PD＋CSH	7.5			ペルマックスなど	1262	
37	84	男	混合型認知症	8		100		910	
21	70		混合型認知症	9.5		50		1004	○○
55	83		ATD	10		25		1119	
58	71	女	ATD＋透析	13			セレネース	511	
48	77		ATD＋脳腫瘍			150	ペルマックス	953	×
54	103		ATD＋HypoT	16.5	1.5	75	チラーヂンS25μg	1221	
74	71	男	ATD			25		561	
34	90		ATD	18		50		1464	○○
65	78		DLB＋SCI	18.5			ペルマックスなど	1083	
42	83	女	ATD＋SCI	19		75	デパス	1016	
49	72		ATD					1555	○
46	82	女	混合型認知症	21		50		1354	○○○
68	79	女	ATD＋PD＋HyperT	22			メネシットなど	1041	○
16	82	男	ATD	22.5			リーゼ	1065	○○○
81	66	女	ATD＋PD	24.5		125		757	○
35	91	女	混合型認知症	不可能		100	リーゼ	1039	
50	86		ATD＋脳出血	13.5		50		1463	
24	65	女	ATD	19.5	1.67			1484	
26	89		ATD	14.5			ブスコパン1錠	1495	○○
75	66	女	ATD	26.5				786	
43	76		ATD	22.5	2		コンスタン1錠	1028	
45	85	男	ATD＋SCI	15			ルシドリール3錠	1238	○
41	77		ATD	17.5				1468	○○

略号：
　ATD；アルツハイマー型認知症　　HypoT；甲状腺機能低下　　SCI；無症候性脳梗塞　　MCI；軽度認知障害
　PD；パーキンソン病　　DNTC；石灰化を伴うびまん性神経原線維変化病　　DLB；レビー小体型認知症
　NPH；正常圧水頭症　　FAD；家族性アルツハイマー病　　Hyper T；甲状腺機能亢進　　CSH；慢性硬膜下血腫

症例	年齢	性別	病　名	HDS-R	Dp	G	その他	Dp#	Dp 効果度
31	79		ATD			25		932	○○○
5	78	女	ATD	3		25		978	○
38	73		FAD					1403	×
56	86	男	混合型認知症	4		25		929	
52	77		ATD（アポE 4/3）	4.5				1090	○○
53	59		ATD	7		50		1095	○
36	82		ATD + NPH + PD	8		50		904	
22	85	女	ATD + 歩行障害			50		1110	○○
28	81		ATD + SCI	9.5		25		1477	
78	91		ATD	10		25		63	○
3	71	男	ATD + HypoT	11		100	リーゼ	1036	
25	72	女	ATD			25		1471	○○
39	72		ATD	12.5	2.5	50		1343	
72	69	男	DLB（アポE 3/3）	13			セレネース0.375mg	644	
4	78	女	ATD + SCI	14.5		100		1011	○
18	75	男	混合型認知症	15.5				515	○○
84	66		FAD	16		75		584	
27	72	女	ATD	17		50		1488	○
59	78	男	ATD + SCI				デパケンR	1719	
44	92		ATD + SCI					1298	
14	68		DLB	18			サアミオン3錠	1439	○○
40	75		ATD	18.5				1496	
9	91	女	ATD	20			シンメトレル50mg	70	
69	86		ATD + PD	21			シンメトレル100mg	1048	○
15	80		DLB疑い	24			リーゼ5mg	1064	
20	84	男	ATD + SCI、てんかん	25			デパケンR	1474	○○○
80	74	女	ATD	16		50		151	○
19	72	男	ATD	13	3	50		512	
51	69	女	FAD（アポE 4/4）+ SCI	21				1067	○○
11	69	女	ATD（アポE 4/4）	25	3.5			1010	
13	77	女	DNTC	14	4			75	○
12	80	女	混合型認知症	10	4.29	25		370	○○
10	63	男	ATD + PD	1			セレネース1.5mg	66	
83	72	女	ATD	0		50		52	
57	83	男	混合型認知症	9.5		150		1382	×
2	86	女	ATD	10		50		1409	
82	70	男	DLB	11				867	○○
62	79	女	DLB	14.5	5	50	シンメトレル、メネシット	669	○
85	70	女	ATD					1019	×
23	68	男	ATD	16		75		513	○○
76	79		ATD			25		61	
32	79	女	混合型認知症	17		75		72	×
17	58	男	混合型認知症					69	○○

アリセプトの効果：
　× 中止ないし未処方　　○ 軽度改善　　○○ 中等度改善　　○○○ 著明改善　　○× 一時的効果で中止
アリセプト使用量：効果発現時の用量を記載。その後増量した症例がほとんど。
グラマリール使用：一時期でも必要だった場合も記載。使用時の平均使用量を記載。
著明改善者（9人）では、アリセプト用量が少なく、抑制系の使用が少ない、DLB が多いこと、がわかる。

本書で用いる主な略語

Ach	アセチルコリン
AchE-I	アセチルコリンエステラーゼ阻害薬
ADL	日常活動動作
ATD	アルツハイマー型認知症
BPSD	認知症の行動および心理症状
CBD	皮質基底核変性症
CCA	皮質性小脳萎縮症
CD	時計描画
CSH	慢性硬膜下血腫
DLB	レビー小体型認知症
DNTC	石灰化を伴うびまん性神経原線維変化病
FAD	家族性アルツハイマー病
FTD	前頭側頭型認知症
FTLD	前頭側頭葉変性症
HDS-R	改訂長谷川式簡易知能評価スケール
iNPH	特発性正常圧水頭症
LPC	レビー・ピック複合（河野）
MCI	軽度認知障害
MMSE	ミニメンタルステート検査
MSA	多系統萎縮症
NPH	正常圧水頭症
PD	パーキンソン病
PSD	脳卒中後うつ病
PSP	進行性核上性麻痺
SCI	無症候性脳梗塞
SD	意味性認知症
SDAT	アルツハイマー型老年認知症（死語）
SSRI	選択的セロトニン再取り込み阻害薬
VD	脳血管性認知症

1 認知症を正しく治す

1. プライマリケア医に要求される医療レベル

　私は専門医ですから、プライマリケア医が認知症診療においてどのような誤診をし、どのような処方の誤りをしているかをよく知っています。そのような医療過誤に気づくのは多くはケアマネジャーであり、彼らの勧めで患者が私のクリニックを受診しにきます。

　そこで思ったことは、日本においてプライマリケア医ができる範囲、要求されるレベルは**表1-1**のようなことではないかということです。記憶が悪いことを年のせいにしたり、表情が暗いということだけでうつ病と診断したりしてはいけません。認知症と診断できても treatable dementia を見落としてはならず、甲状腺機能の血液検

表1-1　プライマリケア医と専門医に要求されるレベル

プライマリケア医 守備範囲を守る!	老化、うつ病と認知症が鑑別できる 脳腫瘍、甲状腺機能異常が除外できる 薬の副作用を知っている 陽性症状を軽減できる
専門医 最後まであきらめない!	混合型認知症、DLBが診断できる 認知症責任疾患の重複に気づける 入所、入院時期を引き延ばせる アリセプトの効能を最大限に引き出せる パーキンソニズムが制御できる

家族への説明、介護法の助言など周辺の仕事は当然のこと

害になることが多い薬剤		適量なら処方可能
抗うつ薬	躁病、ナルコレプシー	向精神薬
アモキサン	リタリン	ウインタミン・コントミン
アナフラニール	ベタナミン	セレネース
イミドール	リーマス	グラマリール
アンプリット		セロクエル
スルモンチール		ニューレプチル
ノリトレン		リスパダール
アミプリン		抗てんかん薬
デジレル		テグレトール
ドグマチール		デパケンR
（高齢者の場合）		イーケプラ

図1-1　認知症には特に害になる精神病用薬と活用できる抑制系薬剤

査と病診連携で一度はCTかMRIを依頼しておくべきでしょう。前医の処方している薬が適切か、患者が活気を失った時に自分が処方した薬の副次作用ではないか、それらに気づけることは特に求められる診療能力です。また、認知症の介護を楽にする処方は、臨床医として必ず身につけるべき技能です。

　図1-1に認知症に害になりやすい薬、適量なら使ってよい薬を掲げました。専門医の中には、使っているという先生もおられると思いますが、少なくともプライマリケア医が使いこなせる薬ではないという意味で使用を控えるべきです。要は患者が良くなればよいのです。経験がない場合は特に本書で私が申し上げていることを実践してください。

　さらに、みなさんには専門医に要求されるレベルに近づけるようこの本で研鑽を積んでいただきたいと思います。

2. 医療過誤を防ぐ知識

　プライマリケアで最も頻度の高い処方の間違いとは、元気のない

> うつ病患者　を　元気にする
>
> 認知症患者　の　元気をなくす

> 意識障害や元気のない認知症（陰性症状）に
> 　　抗うつ薬を使ってはいけない
> → 第一選択は、サアミオン、シンメトレル、（アリセプト）

図1-2　「抗うつ薬」の二面性

認知症患者に抗うつ薬を処方して患者のADLをいっそう低下させていることです。いきなり難しい概念になりますが、とても重要なことなので**図1-2**をご覧ください。抗うつ薬というのは、患者が本物のうつ病なら元気にしてくれますが、患者が認知症だと元気をなくす方向に働くものです。ですからそれを利用して陽性症状（興奮）に使うほどです。

言い方を変えますと、抗うつ薬で元気になったらうつ病、抗うつ薬で活気がなくなったら認知症の可能性が高まります。その薬への反応を見て鑑別診断に役立てることも可能です。意識障害や元気のない（陰性症状）認知症に抗うつ薬を処方するのはやめましょう。この場合は興奮系（サアミオン、シンメトレル）が第一選択です。

陽性症状の認知症には、抑制系（グラマリール、ウインタミン・コントミン）を処方するのが第一選択です。抗うつ薬で抑制を図るのは第二選択、ないしは専門医の領域に入ってきます。

うつ病とうつ状態は違います。うつ状態の一部がうつ病です。**表1-2**のように、パーキンソン病（PD）、脳血管性認知症（VD）、前頭側頭型認知症（FTD）が元気がないからといって抗うつ薬を気安く処方してはいけません。不安を訴えたからといって不安神経症と即断しないでください。彼らはアルツハイマー型認知症（ATD）かもしれません。

各種疾患でうつ状態になる理由は、**表1-3**のようにそれぞれ異な

表1-2　「うつ状態」に抗うつ薬が誤投薬される理由

	病態	誤診	処方	結果
パーキンソン病	表情が暗い	うつ病	抗うつ薬	認知症症状発現
脳血管性認知症	無気力	うつ病	抗うつ薬	寝たきり
ピック病	しゃべらない	うつ病	抗うつ薬	歩けない
アルツハイマー型認知症	不安を訴える	不安神経症	抗不安薬	認知症悪化

ります。抗うつ薬はセロトニン系伝達を促進するものですからセロトニン障害のあるうつ病にのみ処方するのが、正攻法です。PDのうつ状態にはシンメトレル、VDのうつ状態にはサアミオン、ATDのうつ状態にはアリセプトを最初に処方するのが原則です。それでも深いうつ状態が続く場合は抗うつ薬を重ねますが、この時点で専門医にまかせても結構です。

　また、高齢者のうつ状態にドグマチールを処方するのは、あまり安全とは言えません。体質によっては強いパーキンソニズム（小刻み歩行）を引き起こします。徐々に発現すると主治医も気づかないでいる場合があります。私の経験では、大学病院から処方されていたドグマチールで8カ月間歩けなくなっていた74歳女性が、ドグマチールを中止して3日後に別人のように歩けるようになりました。彼女はその5年後にPDを発病しました。

　ただし、認知症で食欲が低下した時は、ドグマチール50mgを30日間以内に中止することを前提に処方します。言うまでもなく、ドグマチールは、有名な薬剤性パーキンソニズムの原因薬ですが、食欲改善にはぜひ必要です。1日1錠30日制限にしておけば、たとえDLBに対しても失敗は起きません。場合によっては半錠とか隔日でも効果は得られます。

表1-3 うつ状態に効く薬は原疾患によって異なる

中枢神経疾患	発症機序	うつ状態治療薬
大うつ病	セロトニン減少	抗うつ薬
パーキンソン病	ドパミン減少	シンメトレルやドパコール
アルツハイマー型認知症	アセチルコリン減少	アリセプト
レビー小体型認知症	ドパミン、アセチルコリン減少	ドパコール＋リバスタッチ
脳血管性認知症	前頭葉血流低下	サアミオン
混合型認知症	アセチルコリン、血流低下	レミニール＋サアミオン
ピック病（FTDの一部）	前頭葉萎縮	レミニール 4mg（1日量）
正常圧水頭症	アセチルコリンなど伝導不全	サアミオンやシンメトレルロケット

　この際、亜鉛欠乏による味覚低下も想定してプロマックD 75mg×1〜2錠（期間無制限）を追加しておくとより効果的です。血清亜鉛は、正常域でも亜鉛欠乏になっていることがあるため、測定する意義はあまりありません。むしろ、正常域だから投与しなくてよいと考えてしまうことのほうが怖いです。この食欲セットで、8割以上の成功が得られます。

　また、3カ月以上続く腰痛で画像的な異常がない場合は、心因性腰痛を想定して抗うつ薬サインバルタの使用を許可します。20mgと30mgのカプセルがありますが、必ず20mg 1回とし、最初で気持ち悪くなったらカプセルを開け、2割程度の顆粒を廃棄して残りを内服させます。非常に副作用が強い場合は、心因性腰痛ではないと判断して中止します。

　認知症、特にピック病は痛みに対して陽性症状（易怒）が悪化しますので、できるだけ苦痛は取るようにしましょう。

　レビー小体型認知症（DLB）が、興奮系内服（シンメトレル、サア

表1-4　抗うつ薬の種類

コウノメソッドでの使用許可薬：**太字**のみ

カテゴリー			
三環系	アモキサン	ノリトレン	トリプタノール
	スルモンチール	トフラニール イミドール	アナフラニール
	プロチアデン	アンプリット	
四環系	ルジオミール	テシプール	テトラミド
SSRI	デプロメール ルボックス	**パキシル**	**ジェイゾロフト**
SNRI	トレドミン	**サインバルタ**	
NaSSA	リフレックス レメロン		

処方禁止薬

ミオン）でどうしても元気が出ない時は、①アリセプトの減量、②シチコリン1000mg静注、③NewフェルガードLA粒タイプ1日2～4錠の優先順位で試しますが、最終的にはセロトニン欠乏を想定して④ジェイゾロフト12.5～25mgを処方します。

　稀に認知症と大うつ病の合併のような患者が来ます。その場合は、ジェイゾロフトは1日50mgまでとし、それに加えるならパキシルとします。ジェイゾロフトとパキシルは、同じSSRIに属しますが、併用してもレセプトをカットされることは、まずないと思います。

　以上、認知症圏における抗うつ薬は、ジェイゾロフト、パキシル、ドグマチール（抗精神病薬に分類されるが）、サインバルタの4剤のみとし、それ以外は使わないようにしましょう（**表1-4**）。

3. 認知症症状を理解する

　非認知症患者（うつ病、不安神経症、統合失調症、一過性せん妄など）も認知症のような精神症状を呈することがありますので、医師が診断を確定するまでは、現場ではとりあえず「認知症（様）症状」と呼ぶことが許されています。

　認知症症状は、図1-3のように中核症状と周辺症状があり、中核症状が常時2種類以上見られる患者は認知症と診断して結構です。周辺症状だけがあり、中核症状が消えてしまった患者は認知症ではありません。

　アリセプトの登場によりアルツハイマー型認知症（ATD）、レビー小体型認知症（DLB）の中核症状を一時的に改善ないし進行の抑制を図ることが可能となりました。

　中核症状（記憶障害、失見当、判断力障害など）の改善は医療経済学的にも有意義ですが、アリセプトの用量を誤るとかえって患者の陽性症状（興奮、徘徊など）を悪化させることがあります。そのこと

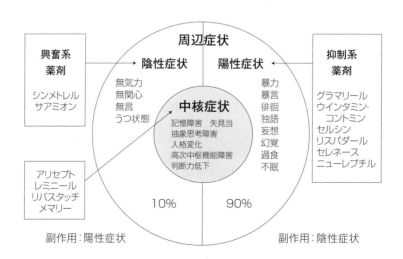

図1-3　認知症への処方を考える時に最も大事な概念

を製薬会社はあまり教えてくれません。アリセプトの副作用といえば胃腸障害の話ばかりです。本当に必要な情報とは陽性症状の増悪についてです。

　認知症への処方で最も大事なことは、陽性症状を低減して介護を楽にすることですから、そのための「抑制系」薬剤（グラマリール、ウインタミン・コントミンなど）の使用法を体得し、アリセプトの用量設定のために介護者の協力を得ることが必要です。アリセプトを規定通り5mgを全員に処方するなどということはしてはなりません。治験の時のように15％以上の患者が興奮して、処方中止に追い込まれるだけです。

　臨床医が認知症状に対して処方する意義は2つあります。一つは、中核症状の進行を遅らせること、いま一つは周辺症状を改善することです。前者についてはうまくいけば一時的な改善をもたらします。認知症の進行が遅れることは、患者が施設に入所することが延期になるので医療経済学的にメリットがあります。

　周辺症状が改善すれば要介護度は下がり、いままで介護していた人が自由行動でき、労働に加わることができるようになり国民の生産力が上がることでしょう。

　中核症状に働くのはアリセプト、レミニール、リバスタッチ、メマリーです。

　周辺症状のうち、介護を困難にしている事象の9割は陽性症状です。残りが陰性症状です。「昼夜逆転」の場合は、日中は陰性症状で夜間は陽性症状と理解してください。的確な処方によって要介護度が2ランク下がった患者もいますから、処方の工夫は臨床医の醍醐味であり、介護者にとって大きな福音になります。

2 陽性症状を治す

1. 精神症状を一般人にわかりやすく説明する方法

　精神科医の講義は言葉が難しい、と開業医がよく話しているのを聞きます。医師でもわかりにくい医学用語を患者家族がわかるはずがありません。例えば高脂血症の意味を理解している人は半数以下であるという報告もあります。インフォームドコンセントの重要性が叫ばれている現在、素人向けの言葉を考えておくことが大事です。

　例えば、周辺症状のうち、陽性症状、陰性症状という言葉は一般の人には理解しにくく、私は陽性症状の代わりに「興奮」と説明し、陰性症状については「元気がない」と言い換えています。

　また、精神症状に不慣れな医師には、陽性症状を制御する薬剤を「抑制系薬剤」、陰性症状を改善する薬剤を「興奮系薬剤」とだけ呼ぶことにし、抗精神病薬、向精神薬、抗不安薬、睡眠導入薬というカテゴリーは撤廃しました。

　抑制系薬剤が過剰ですと副次作用として「陰性症状」を呈し、興奮系薬剤が過剰ですと「陽性症状」を呈するという関係になります。これらは、薬剤の副作用ではなく医師の処方量の不適切ですから、「副次作用」と呼ぶことにします。つまり、処方によって精神症状がよけいに増強したり、逆にADL（食欲、歩行能力、意識レベルなど）が低下したりする原因は、薬の種類の誤りに限らず、薬の量に問題があることが多いのです。それが老年精神領域の特徴です。薬のせいではなく医師が悪いのです。

高齢者は安全域が狭いので、家族が薬の量を加減すること(これを家庭天秤法と呼ぶ)がどうしても必要になります。この手法が、認知症専門医としての私の処方哲学の大きな柱です。

2.「興奮」の定義と薬

　家族に薬を調整させる以上、病態の理解と薬の種類をなるべくシンプルに教える必要があります。そこで病態の理解として「記憶」、「興奮」、「元気がない」の3項目だけ教えます。
　「記憶」には、記憶障害、失見当、判断力障害、人格変化、高次中枢機能障害があります。「元気がない」には、うつ状態、無気力、無言、無関心、自発性低下、食欲低下があります。
　「興奮」(陽性症状)は拡大解釈します。頑固、神経質、頻尿も「興奮」に入れてしまいます。頻尿の理解は、「膀胱が興奮するから」と説

適応症	
アリセプト	ATD 混合型認知症

注意: アリセプトはDLBにも認可されたが
　　　私の経験からは推奨されない

適応病態(Ach↓)	
リバスタッチ レミニール (低用量)	DLB ピック病 意味性認知症

標的症状	
興奮系	陰性症状
サアミオン	→ VD
シンメトレル	→ PD
抑制系	陽性症状
グラマリール セロクエル	}→ 陽性症状 　一般
ウインタミン・ コントミン	→ ピック症状
ルーラン	→ 大声
セレネース	→ 妄想
テグレトール	→ 暴力
リーゼ	→ 不安

図2-1　適応症と標的症状
ATD：アルツハイマー型認知症　　DLB：レビー小体型認知症
VD：脳血管性認知症　　PD：パーキンソン病

明すればいいでしょう。アリセプトの副作用である下痢も、「大腸が興奮するから」と説明できます。陽性症状に興奮系薬剤を処方してはいけません。よくある事例は、俳徊の高度なVDにサアミオンが処方されている場合です。VDだからサアミオンではなく、陰性症状だからサアミオンなのです。図2-1によって適応症を頭の中で整理してください。

　アリセプトは、ATDが適応症とされています。周辺症状に使う薬は、疾患に対してではなく症状に対して出しますから、興奮系(サアミオンとシンメトレル)の「標的症状」は陰性症状です。抑制系(グラマリール、ウインタミン・コントミン、セルシン、セレネースなど)は陽性症状に処方します。

3. 陽性症状に対する処方

　初診時に私が介護者に問診する項目は、次に挙げる7項目です。認知症1,000例中で該当した割合を同時に述べますと、落ち着きのなさ(21%)、易怒(27%)、妄想(24%)、幻覚(14%)、性格の変化(15%)、買物のミス(16%)、病識の欠如(33%)となりました。この7項目は、私の経験上非認知症(特にうつ病)には見られにくいものであり、鑑別に役立ちます。

　この項目の中で前4者が陽性症状にあたります。その場合は、患者に「抑制系」薬剤(グラマリール、ウインタミン・コントミンなど)を処方して介護負担を減らす必要があります。陽性症状が顕著な患者にはアリセプト(興奮系薬剤)の処方を保留し、「抑制系」薬剤で患者を落ち着かせてから開始したほうがよいでしょう。陽性症状が軽度ならグラマリール50〜100mgの併用のもとでアリセプト1.5mgを開始しても結構です。

　昼夜逆転の患者には、朝昼にシンメトレル、夕にグラマリールというように興奮系、抑制系を混用することはあります。少し難しい

話ですが、下肢筋力を上げるためにサアミオンの脳血流改善作用を期待しながら、サアミオンの興奮作用をグラマリールの併用で抑える場合はあります。この場合は、サアミオンで患者を元気にさせることを目的とはしていません。

4. 抑制系の第一選択薬

　神経遮断薬は、中等度以上のせん妄、陽性症状に用いられるべきですが、少しでも家庭介護をしやすくするために、ちょっとでも介護者が苦痛と思うなら処方しても構いません。もちろん、副次作用が出ないように介護者が薬物量を調整することが前提です。

　せん妄への第一選択はシチコリン 500mg 静注、第二選択はセレネースです。

　最近ではグラマリールの代わりにセロクエルが置き換わる風潮があります。私はピック症状には絶対的にウインタミン・コントミンを推奨します（肝障害がない場合）。**図 2-2** のように、「内科的認知症」にはグラマリール、「精神科的認知症」にはウインタミン・コントミンが第一選択になります。内科的認知症とは、比較的しっかりしていて高度な興奮には至らない、家庭で介護できるタイプです。グラマリールでたいてい落ち着きます。グラマリールは「脳梗塞後遺

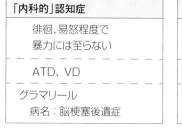

図2-2　抑制系薬剤の第一選択
LPC：レビー・ピック複合（河野）

症」が適応症とされています。

一方、精神科的認知症とは、幻覚・妄想など夢の世界と現実を行き来する患者で、家庭介護が容易でないタイプです。グラマリールではまったく効果がなく副作用も出やすいです。

▼症例1　（写真2-1）42歳男性 ピック病（前頭側頭型認知症の一種）HDS-R 6

歌いながら診察室に入ってきてカメラを向けると踊り出すほど脱抑制の強かったピック病（FTDの一種）。グラマリールとセロクエルの併用で落ち着いた。

また、図2-3のようにピック病でセロクエル25mgを服用45分後に人間らしさを回復した症例も散見されます。

現在のコウノメソッド（私が2007年から公開している認知症治療マニュアル）では、ピック症状にはウインタミン・コントミンを推奨しています。約5％で肝障害が起きますが、多くの医師に圧倒的に支持されています。

ウインタミンには細粒、コントミンには錠剤しかありません。病名は「不安緊張状態」で許可されており、使用量は1日4〜75mgです。4mgということは、コントミン錠4用量のうちの最低用量である12.5mgのさらに1/3という意味で重量では0.004gのことです。

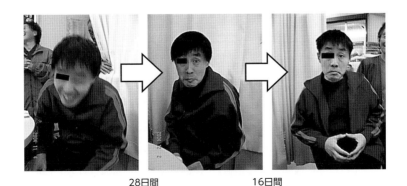

写真2-1　グラマリール150mg、セロクエル25mgで落ち着いたピック病
42歳男性

> （娘からのメール）
> 　診察を受けた日の夕食後、さっそくセロクエルを飲ませたところ、45分後には少し表情が穏やかになったと思いました。すぐに会話が増え、久しぶりに母の笑顔も見ることができ、1回の薬でこれだけ効くものなのかと、父とも心晴れる想いで、先生のところへ伺ってよかったと、話しました。
> 　その後夫からの情報によると、1日3回の服用で、夫を非難することが減り叩く行為も半分くらいに減ったとのことです。

図2-3　セロクエルによる抑制効果は集中力を高める
ピック病　80歳女性　HDS-R 16

表2-1　ピック病の陽性症状に対する抑制系の優先順位、限界量、危険分散の仕方

1日量(mg)

優先順位	抑制系薬剤名	1	2	3	4	5	6	7
1	ウインタミン	4	10	25	50	75		
2	セルシン			2	4	6		
3	セロクエル				12.5	25	37.5	
4	リスパダール					1	2	3
5	ジプレキサザイディス						5	10

　　　　　　　　　　　　　①　　　　　②
前頭側頭葉変性症　　ウインタミン　→　セルシン
アルツハイマー型認知症　グラマリール　→　セロクエル
レビー小体型認知症　　抑肝散　　　→　ウインタミンかセレネース

　ピック症状とは、反社会的行動（万引き、迷惑行為、言ってはいけないことを言うなど）、激しい徘徊、衝動的な情緒不安定（スイッチが入ったように怒って、その後けろっとする：スイッチ易怒と呼びましょう）、過食、甘いものばかり食べる、人混みで興奮するなどです。病理基盤がピック病である必要はなく、ATDのフロンタルバリアント（病理組織はATDだが、前頭葉萎縮が強く、生前ピック病と誤診される一群の患者）、前頭葉機能が低下してきたDLB（いわゆるLPC；後述 p.139）にも広く適応されます。

表2-2 セロクエルで陽性症状が改善した認知症症例

効果が見られた 1日用量(mg)	年齢	病　名	効　果 (G：グラマリール)
12.5	68	ピック病	G75mg併用で落ち着いた
12.5	70	DLB	鼻息の荒さがなくなり優しい目に
12.5	73	ATD	夜、落ち着いた
12.5	76	ATD	寝られるようになった
12.5	78	ATD	他人をつねらなくなった
12.5	78	ATD	大声が減った
25	42	ピック病	G150mgと併用で体動減った
25	75	ATD	寝られるようになった
25	80	ATD	落ち着いている
25	83	ATD	落ち着き、介護が楽になった
25	83	VD	落ち着いた
25	90	ATD	アリセプト5mgと併用で妄想減少
50	77	ATD	Gから代えて落ち着いた
50	79	ATD	落ち着いている
50	87	NPH + ATD	大声を出さなくなった
50	90	ATD	ルーラン不応の連呼が消失した
50	80	混合型認知症	ナースコールが減った
75	60	ATD	G、セレネース不要に
150	70	ピック病	テトラミド20mg併用で周徘減少

　特にピックセット(ウインタミン + フェルガード100M)は、劇的な改善を起こします。これは、多動症、自閉症スペクトラムなどの小児精神疾患にも非常に効きます。

　ウインタミンの用量設定がわからない方は、まず朝4mg + 夕6mgの基本セットで始めましょう。1回に服用する最高量は25mgまでです。1日75mgでも穏やかにならなかったら、第二選択はセルシン、第三選択はセロクエル(糖尿病には禁忌)となります(**表2-1**)。

セルシンは眠気が出ますので、必ず2mg錠の半分で始めます。1日6mgまでです。セロクエルには、後発品だけ（アメル）12.5mgが存在しますのでこれを使って微調整しましょう。1日6錠までです。セロクエルの効果例を**表2-2**に示します。

この3種でかえって興奮した場合は、奇異反応といいドパミン阻害しても効果がないため、それらはやめてセロトニン阻害にニューレプチルを用います。1錠5mgで多くの患者は寝てしまいますので、3mg細粒を調剤してもらい、1日2〜3回飲ませます。

この奇異反応は、初版で「めざめ現象」として紹介したものです。**表2-3**にセロクエルのめざめ現象を提示します。また**写真2-2**のように、最初は落ち着いていても姿勢異常が出てくる場合があります（パーキンソニズムとも違うようです）。

この4剤のラインナップでピック症状を示す患者の95%は、医療保護入院せずにすみます。ほかにリスパダール、ジプレキサ（糖尿病禁忌）、ルーラン、抗てんかん薬を頓用的に加えることもあります。

妄想にはセレネースが第一選択となります。パーキンソニズムを起こしやすいのですが、0.75mg錠の1/3、1/2である0.3mg細粒、0.5mg細粒を多投します。多くのDLBの妄想・幻視は抑肝散だけでは消えません。効かないなら抑肝散は中止し（低カリウム血症の危険が高いため）、セレネースを1日1.5mgを限度に処方します。

パーキンソニズムのある患者であってもアリセプトさえ飲ませていなければ、さほど歩行を邪魔しません。歩けなくなることを懸念してセレネースを処方しない医師もいるようですが、セレネースの安全域はコウノメソッドで把握されているので大丈夫です。

仮にセレネース低用量でも振戦がひどくなってしまうのであれば、ウインタミンを代用させたり、βブロッカー（アロチノロール）やリボトリールを低用量併用したりして振戦を抑えましょう。

肘の歯車様筋固縮は毎回調べてください。

認知機能を高めるためにアリセプト、幻視を消すためにリスパダールという組み合わせを処方する医師が多いですが、これは最悪

2 陽性症状を治す

表2-3 セロクエルの奇異反応、めざめ現象、副次作用を示した症例

効果が見られた 1日用量(mg)	年齢	病　名	効　果
12.5	80	ATD	ふらつく
25	84	ATD	降圧薬併用中、血圧過降下
40	91	ATD	大声が増えてしまった
50	74	DLB	意識鮮明になってしまい介護困難
50	92	ATD	11日目より妻につかみかかるように
75	60	ATD	首垂れが増強、減量した
75	80	ATD	落ち着いていたが、40日目で体幹傾斜
100	62	ATD + NPH	落ち着いていたが、頸部後屈

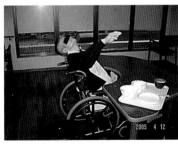

100mg

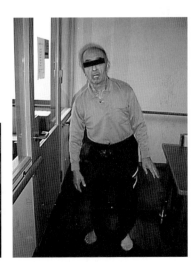

75mg

写真2-2　セロクエルによる姿勢異常

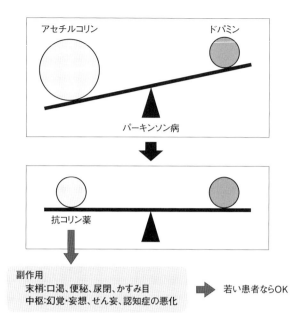

図2-4 PDのドパミンとアセチルコリンの不均等仮説
(大熊泰之：パーキンソン病治療における抗コリン剤の位置づけは? いきなり名医!パーキンソン病Q&A.日本医事新報社, 2009, pp57-60)

の組み合わせで薬剤性パーキンソニズムは必発です。

　アリセプトは厚労省発行の『重篤副作用疾患別対応マニュアル』で薬剤性パーキンソニズムの原因薬として認められておりますし、パーキンソン病というのは、そもそもアセチルコリン過剰仮説というものもあって、若い患者にはいまだにアーテン(抗コリン薬)が多用されることはご存じのことと思います(**図2-4**)。

　認知症患者も高齢化時代を迎えました。DLBはもちろんのこと他の認知症(ATD、ピック病、VD)も脳内ドパミンが欠乏してきて、簡単に薬剤性パーキンソニズムを起こすようになります。

　写真2-3のように、施設で性的逸脱行動があったピック病患者に抗精神病薬を投与した結果、パーキンソニズムを起こしたため、パーキンソニズムを起こしにくい抑制系薬剤だけを残していった結

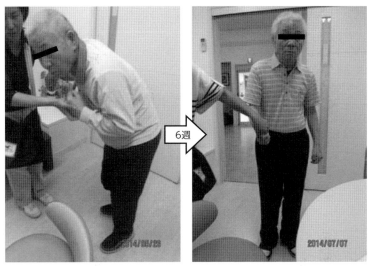

写真2-3　ピック病に起きた薬剤性パーキンソニズム
71歳男性　ピック病　HDS-R 0

果、副作用は解消しました。セルシン、ニューレプチルは眠くはなりますが、足にはきません。

　メマリーをリバスタッチに変えた理由は、前者が傾眠を起こして歩行を阻害する可能性を想定し、歩行系中核薬のリバスタッチで万全を期したのです。2日に一度しか貼らないというのは、リバスタッチで興奮を起こさないようにしたためです。

　さて、ここで、錐体外路症状、パーキンソン症候群、パーキンソニズムの違いについて頭の整理をしておきましょう。錐体外路症状には神経内科医しか診ない稀な症候を含みますから、一般医はパーキンソニズムという言葉を使っておくのが無難です(**図2-5**)。

　共和病院で医療保護入院してきた患者のプロフィールを調べると**図2-6**のようになります。アリセプトが1mgでも興奮してしまう、

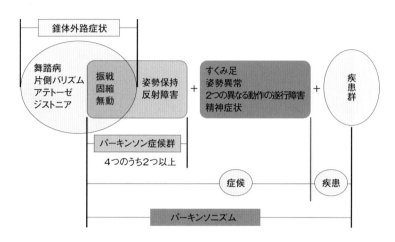

図2-5 錐体外路症状、パーキンソン症候群、パーキンソニズムの関係
プライマリケア医はパーキンソニズムと言っておけば、ほぼ間違いない

せん妄（アルツハイマー型認知症の血管因子）
FTD（ピック病含む）、ATDの反社会的行動や徘徊、拒食、拒薬
アリセプトが合わない
グラマリールで陽性症状が制御できない

図2-6 医療保護入院が必要になる認知症患者の特徴（私見）

グラマリール150mgでも一向におとなしくならない、などの共通点があるように感じます。セロクエルが使いやすい薬であることはTakahashi H et al、池田も認めています。

　この本では、私の経験（アリセプト処方1,750例、初版当時）から症例を紹介します。文章を簡略化するために、改善した程度と改善した脳機能を次のように表現します。改善の度合いは軽度、中等度、著効の3段階に分け、改善内容は、前頭葉機能、側頭葉機能、運動機能、周辺症状、自覚症状の5項目とします。

　改善の判定は家族に対する1カ月ごとのインタビューによるもので、「少し改善」を軽度改善、「かなり改善」を中等度改善、「ものすごく改善」を著効としました。

　また、前頭葉機能の改善とは、やる気が出た、興味を持つようになった、集中力が出た、表情が豊か、人に感謝する、など人間らしさがよみがえってくる変化が該当します。側頭葉機能の改善とは、記憶力がよみがえった、大事なことを覚えている、判断が正しくなったなどの中核症状です。運動機能の改善では、階段を昇れるようになった、歩く距離が伸びた、尿失禁が消失した、などです。

　周辺症状の改善とは、多くは幻覚・妄想が消失したことを指します。自覚については、認知症患者の証言をすべて信じることはできませんが、家族の証言と合わせて信憑性が高い場合のみ自覚症状の改善としました。頭のモヤモヤがとれた、ぐっすり寝られるようになった、などです。

　また、症例の末尾にあるDp#と書かれた数字は、私がアリセプトを投与した順番です（アリセプトの一般名がドネペジルだからです）。Dp#500なら500番目の患者という意味で、私の処方も時期によって異なってきましたので参考に掲げておきます。アリセプト使用開始は平成11年11月25日ですが、#100は平成11年12月、#500は1年後の平成12年12月、#1000は平成14年9月、#1500は平成16年6月です。

　略号として、ATDはアルツハイマー型認知症、HDS-Rは改訂長谷

川式スケールのスコアを示します。SCIは無症候性脳梗塞です。アンダーラインを引いた部位は、各項目で重要となるものです。

▼症例2　86歳女性　ATD　HDS-R 10

アリセプト1.5mgを開始したが、1カ月後の外来で易怒を起こしていたので、アリセプトを2.5mgに増量すると同時にグラマリール50mgを併用。その5カ月後、頑固になってきたとのことでアリセプトを1.5mgに減量。その2カ月後、情緒が安定してきたのでアリセプトを5mgに増量して、グラマリールを25mgに減量。その1カ月後グラマリールを中止できた。〈Dp#1409〉

解説：

この症例は、もしグラマリールの手助けがなければアリセプトが早期中止になっていたと思われます。アリセプト開始当初のこういった興奮をしのいで、アリセプトを長期投与にもっていくことが大事で、グラマリールの上手な併用がぜひとも必要です。

▼症例3　71歳男性

ATD ＋ 原発性甲状腺機能低下 ＋ 血漿ビタミンB_1欠乏　HDS-R 11

チラージン25μgで動悸がするというので、処方はアリセプト1.5mgとグラマリール100mgのみとしていた。2カ月後の外来で、記憶がかなり良くなったとのこと。中等度改善（側頭葉機能）。グラマリールで、他院から処方されていた睡眠薬が不要になったという。初診から4カ月後、アリセプトの維持量は2.5mg。ほかにグラマリール100mgとリーゼ（5mg）2錠となっている。〈Dp#1036〉

▼症例4　78歳女性　ATD ＋ SCI　HDS-R 14.5

落ち着きのなさ、易怒、妄想、幻覚がある症例で近医から無造作にアリセプト3mgが処方されてしまい、陽性症状が悪化して家族が助けを求めてきた。アリセプトを1.5mgに減量し、グラマリール75mgを開始。1カ月後の外来で落ち着いたとのこと。アリセプトは2.5mgに増量できないと判断し細粒2mgへの増量にとどめ、念のためグラマリールは100mgに増量。その1カ月後、落ち着いていたのでアリセプトを2.5mgに増量。グラマリール維持量は、125mgとなった。初診から8カ月後、アリセプト2.5mg、グラマリール75〜150mg（家族が加減）で固定した。将来的にアリセプト5mgに増量する機会をうかがっている。〈Dp#1011〉

▼症例5　78歳女性　ATD　HDS-R 3

アリセプト1.5mgで開始したが1回吐き気が起きた。幻視が消失。初診から2カ月後にアリセプト1.5mgにて入浴拒否（後期興奮、後述）あり。セレネースが効かないため、アリセプトを2.5mgに増量してグラマリール25mg（昼）を開始。その1カ月後、とても落ち着いたと家族が喜んで報告してきた。〈Dp#978〉

＊ちょっと説明します

「セロクエル」　アステラス製薬

一般名	クエチアピンフマル酸塩
カテゴリー	抗精神病薬
内容	ジベンゾチアゼピン系の非定型抗精神病薬
標的疾患	治療抵抗性の統合失調症の陽性症状にも効果を示す
副作用	錐体外路症状の発現率　21.2%
	重篤なもの：高血糖、悪性症候群、けいれんなど
剤型	25mg錠　100mg錠　200mg錠　細粒(50%)
識別コードと色	25mg錠：SEROQUEL 25　赤めの肌色
	100mg錠：SEROQUEL 100　クリーム色

文献
- Takahashi H, Yoshida K, Sugita T et al: Quetiapine treatment of psychotic symptoms and aggressive behavior in patients with dementia with Lewy bodies; a case series. Prog Neuropsychopharmacol Biol Psychiatry 27: 549-553, 2003
- 池田 学：痴呆にみられる精神症状・行動異常(BSPD)の薬物療法．老年精神医学雑誌15増刊: 79-87, 2004

5. 抑制系の第二選択薬

　ピック症状に対する抑制系の第二選択以降の薬を**表2-1**にまとめました。陽性症状に対する第二選択薬には、妄想専用にリスパダールかセレネース、大声専用としてルーラン、不安にはリーゼかデパス、暴力には抗けいれん薬（テグレトール、デパケンR）が効果的です。第二選択薬は、第一選択薬と併用する場合と第一選択薬に代えて処方する場合があります。

　抑制系の用量設定は医師にはできません。介護者（同居者など）が行います。この家庭天秤法は、患者の安全を守るために絶対に必要なことです。第一選択薬のグラマリールなら1日25〜150mg、ウインタミン・コントミンなら4〜75mgの幅の中で日々増減してもらいます。

　現在、認知症の薬物治療の指標には治療ガイドラインがあるようですが、医療現場では、処方用量、処方の時期、処方の組み合わせも重要となりますので、プライマリケア医がガイドラインを読むだけではうまく治せません。

▼症例6　87歳女性　ATD　HDS-R 5.5　CDT（時計描画検査）拒否

　攻撃的な性格なので、アリセプト1.5mgにグラマリール100mgを併用して開始したが、易怒が出現。その1カ月後にアリセプトを中止。グラマリールを150mgに増量、テトラミド20mg（就寝前）とリーゼ1錠を追加した。その3週間後、陽性症状が続くのでグラマリールをあきらめて、テトラミドを30mgに増量。それだけでは安定化できないと感じたので、セレネース（0.75mg）も追加して1日0〜6錠で家族が加減することにした。その10日後の外来でテトラミド30mgだけで落ち着いたとのこと。結局初診から2カ月半後テトラミド30mg（就寝前）だけで介護が楽になった。アリセプト再開は保留。〈Dp#1487〉

2 陽性症状を治す

6. 妄想を減らす処方

　女性のATDで最も多い妄想は被害妄想、特に「物盗られ妄想」ですが、この妄想が生活に支障を与えているなら処方します。その抑制系薬剤の第一選択は従来セレネースです。

　セレネース（一般名ハロペリドール）は1964年発売のメジャートランキライザーです。先発品には0.75mg錠と1mg錠がありますが、コウノメソッドでは1mg錠は絶対に使用しません。

　基本的には細粒で0.3mgと0.5mgを調剤して使います。乳糖などで賦形するといざという時に用量感覚がつかめないので単独で調剤すべきですが、冬場の静電気発生時には、分包機の壁に細粒が付着してしまうため調剤限界が0.3mgです。

　このような努力をすることで、多少パーキンソニズムのある患者（DLBなど）でも妄想を消すのに使うことが可能となりました。

　しかし、現時点で最も生理的な治療はシチコリンの静注です。先

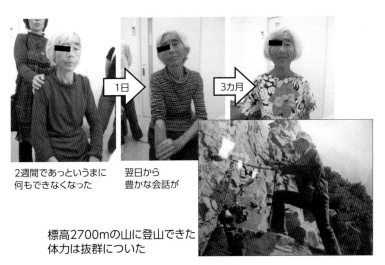

2週間であっというまに
何もできなくなった

1日

翌日から
豊かな会話が

3カ月

標高2700mの山に登山できた
体力は抜群についた

写真2-4　意識障害のDLB（シチコリン注射で3カ月後登山が可能に）

発品はニコリンですが、自費になる場合も考慮し後発品を用意しておきましょう。大せん妄(暴れまわる状態)でないかぎり、シチコリンは1000mgを用います。原液でもかまいません(**写真2-4**)。

　私の場合、点滴を行った時にレセプトがカットされました。静注で報酬請求してください。頭部打撲後の意識障害、脳卒中などに該当しない場合は、保険診療日以外に自費で行います。私は、患者の意識が悪い時の様子を写真に撮っておきます。万が一レセプトがカットされた時の反論に使います。

　DLBに対する幻視には、まず抑肝散が第一選択ではありますが、改善率は約4割で、多くの場合セレネース(当院はリントン)を使い、歩行や振戦に悪影響が出た場合はウインタミンを併用か切り替えにして、リスク分散しています。抑肝散は胃腸障害や低カリウム血症を起こす心配があるため、高齢者への3包処方は非常識です。

　例えば妄想の軽い朝は抑肝散、夕方はリントン 0.3mg、就寝前は0.5mgなどという処方をよくします。さらにフェルガード100M朝、夕を併用すれば、妄想の消失率は9割になります。

解説：フェルガード100M

　フェルラ酸(F)とガーデンアンゼリカ(G)の2種が配合されたサプリメントで、中核薬より改善率が高い。Gの配合量によって幾種類かがあり、F：G=10：10がNewフェルガードLA、10：2がフェルガード100Mである。ガーデンアンゼリカに興奮性があるため、易怒のあるピック病や薬剤過敏性のあるDLBにはまずフェルガード100Mを使う。1日2～6本。

　ATDの予防に使う場合も100Mを用いるが、私は9年服用しており坐骨神経痛にも効く。認知症イヌ、認知症ネコには、半分を2回飲ませると効果がある。私の経験上、最も年齢が低い患者は5歳の幼児(多動症)であり、副作用なく改善(集中力など)している。

　ATDとDLBにフェルガード100Mを内服させると、前頭葉を中心に脳血流が改善する(Kanaya)。MCI(軽度認知障害)に対するトライアルでもATDへの移行率が低いことが観察されている(木村)。認知症以外では、2型糖尿病男性患者52例のHbA1cが平均0.43下がる(荏原)。

　ガーデンアンゼリカの多いタイプは、歩行、嚥下機能の改善に使うが、医師と相談して決める(**図2-7**)。

2 陽性症状を治す

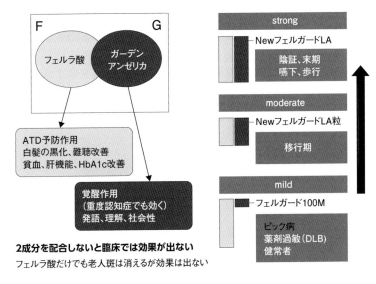

図2-7 ガーデンアンゼリカ系フェルガード類の使いこなし

文献
- Kanaya K, Abe S, Sakai M et al: Effect of ferulic acid and Angelica archangelica extract on behavioral and psychological symptoms of dementia (MPSD) of Alzheimer's Disease (AD) and Dementia with Lewy bodies (DLB). 27th International Conference of Alzheimer's Disease. London, 2012
- 木村武実：前頭側頭葉変性症に対する臨床研究シリーズ，第二回日本認知症治療研究会, 2016.3
- 荏原 太，松下博子，小倉静江ほか：フェルラ酸による2型糖尿病における糖尿病性神経障害とQOLの改善, 第56回日本糖尿病学会年次集会, 2013.5

7. 不眠の治療

　家族から、「夜は寝てほしいのですが、睡眠薬を飲ませたらよけいボケてしまうのではありませんか」という質問をよくされます。認知症は体内時計が壊れる病気ですから、睡眠薬は飲ませたほうがよいです。日中、散歩させたりデイサービスに参加させたりして疲れさせれば、熟睡の助けにはなるでしょうが、そう簡単には寝てくれません。

　睡眠薬は、ベンゾジアゼピン系が主流です。特別、認知症に良い睡眠薬というものはなく、第一選択はレンドルミンです。入眠にはベルソムラ15mg以下がよいでしょう。睡眠薬の効果が中途半端だと、深夜にトイレへ行く時に転倒しやすくなります。

　その場合、睡眠薬を2種類併用するまでは可能ですが、3種類併用しなければ効果が得られないと考えられる症例においては、おそらく睡眠薬だけでは寝てくれません。その場合は、セロクエル25〜50mg、グラマリール50mgなどを併用、ないしは夕食後に「前投薬」して、睡眠薬の副作用が生じるリスクを分散します。

　ロヒプノール2mgは作用時間が長すぎて失敗することが多いです。ロヒプノールを使用するケースは、レンドルミンにロヒプノール1mgを併用することが多いです。アモバンは処方日数制限が厳しくないという点で便利です。

　いわゆる「昼夜逆転」はよく観察されることです。ほとんどの医学書には、日中はマンパワーで覚醒させておいて睡眠は薬を使うと書かれていますが、そう簡単にはいきません。日中はシンメトレル、サアミオン、ルシドリールで強引に覚醒させておくことも行います（朝昼か朝昼夕）。

　コウノメソッド2016に初登場したシンメトレルロケットについて説明しましょう。薬の効き目を強くする方法は、1回投与量を増やすことであり、1日総量を増やすことではありません。

シンメトレルは、50mgを3回投与しても何も変化がないのですが、DLBの場合、1回量が100mgを超えると幻視が出る可能性が高く、いままでは1日総量150mgまでとしてきました。しかし、ヒトの覚醒リズムを考えると興奮系を夕方以降服用させる必要はなく、例えば朝75mg、昼75mg、夕なしという投与をすると幻視を誘発せずに覚醒して、夜の睡眠が深くなることがあります。

1回投与100mgをシンメトレルロケット、75mgをサブロケットと呼ぶようにしています。シンメトレルのすごいところは、シチコリン2000mgでも効かなかった患者がロケットで覚醒することがある点です。ジェネリック医薬品なら非常に安く覚醒できますので試してみてください。

睡眠薬を2～3種類併用しても寝られない患者に対し、睡眠薬1種と抗うつ薬1種の併用で効果が出ることがあります。

▼症例7　67歳女性　ATD＋うつ病　HDS-R 19
　うつ状態、無気力に対してサアミオン3錠を処方したところ、よけい不定愁訴が増えて易怒に。<u>パキシル（10mg）1錠（就寝前）</u>を処方したところ、<u>情緒が安定して、訴えがなくなった。</u>

8. BPSD (behavioral and psychological symptoms of dementia、認知症の行動および心理症状)

近年、周辺症状のうち、特に介護上問題となる異常行動をBPSDというようになりました。私は医学的な語彙がむやみに増えることには賛成できません。私がいう「陽性症状」とイコールと考えてよいでしょう。BPSDに含まれる症状は、行動異常については、攻撃性、不穏、焦燥（あせり）、社会文化的に不適切な行動、性的脱抑制、暴言、つきまといなどです。心理学的症状（精神症状）は、不安、抑うつ、幻覚、妄想などです（池田）。

しかし、周辺症状を陽性症状と陰性症状に分けて考える時、前者だけBPSDという言葉があるのはアンバランスですから、この本ではBPSDという言葉をあえて用いません。皆さんは、今後頻繁に使用されるBPSDを覚えておいてください。

2016年に2件の忘れられない出来事がありました。

2007年12月に愛知県大府市で起きた91歳男性（認知症）による踏切事故の最高裁判決が2016年3月1日に出され、JR東海の家族への賠償金請求は棄却されました。この男性がアリセプトで徘徊に拍車がかかっていたかどうかは不明です。

この岡部喜代子裁判長の判決は、いかなる場合でも介護者に責任はないというものではなく、むしろ施設などスタッフが充足している場所からの徘徊で事故が起きた場合は、100％介護側が負けることを示しました。今後の事故賠償の基本となる判決になったと思います。

この判決後、多くのマスメディアに各専門家の意見が出されましたが、私は週刊日本医事新報から原稿を依頼され、徘徊を抑制する薬もあるし、拍車をかける薬（サアミオン、シンメトレル、アリセプト）もあるということを世間が知らなすぎるということを意見しました。

また、この判決が出たころの2016年2月27日、神奈川県横須賀市で70歳男性（認知症）が妻を殺す事件が起き、マスコミの調査によって男性がアリセプトを服用していたことがわかりました。

BPSDによる事件が起きるたびに、興奮系が処方されていなかったか、ちゃんと調べて報道されるべきだと強く思います。いままでは介護者が認知症患者を殺すことはあっても、その逆は珍しいので注目されたわけですが、専門医の間から、薬で興奮していた可能性がすぐに指摘されていました。

考えてみれば、興奮系で介護抵抗が増強していた認知症は、介護者から暴力を受ける確率を上げることにもなります。このように、認知症の周辺症状が薬で容易にアレンジされるということをもっと世間は知るべきです。

このような悲劇を起こさないように、認知症の約4割が合併して

いる陽性症状(易怒、徘徊、介護抵抗)をまず確実になくすために、中核薬でなく抑制系を処方するというコウノメソッドの鉄則を徹底していただきたいと思います。

文献
・池田 学：痴呆にみられる精神症状・行動異常(BPSD)の薬物療法．老年精神医学雑誌15増刊: 79-87, 2004

---

9. 患者の不安材料を排除する

便秘、頻尿、不眠、頭痛といった認知症患者の不安やこだわりは、周辺症状を悪化させるのでできるだけ処方で排除するように努めます。頻尿には、前立腺肥大と神経因性膀胱を鑑別して処方します。泌尿器科より頻尿対策として三環系抗うつ薬が処方されて、認知症やADLが悪化していることがあるので注意が必要です。頭痛に対しては、釣藤散やプラセボ(乳糖)も有用なこともあります。

先にも述べましたが、心因性腰痛にはサインバルタ20mgカプセルを使います。7割近い奏効率になります。

10. 介護負担軽減のための処方～まとめ～

陽性症状に「抑制系」、陰性症状に「興奮系」の処方をし、抗うつ薬を第一選択とはしない、という正攻法を実践すれば、8割以上の認知症患者の介護負担が軽減されます。アリセプトの開始時期、用量設定が患者に合致すれば大きな成果が得られることもあります。認知症責任疾患の重複例に対しては、考えられるすべての治療を行うのは当然のことです。

介護者の心身の状態も外来で時々調べるようにしてください。外

来予約日より遅れてくることがあります。介護者の体調が悪かったので来られなかったというのです。その話を流してはならないでしょう。慢性的な頭痛や便秘の悪化、不眠の出現があるなら介護者はうつ状態にあるかもしれないのです。

　食欲がないなら、とりあえずドグマチール(50mg)1錠を処方します。兄弟、親戚に精神病、うつ病、自殺した者がいないか聞き出し、もしあるならジェイゾロフト25mg夕の追加が必要かもしれません。副作用が出たら半錠にしてもらいます。

　なにより、介護者のうつ状態を解消するには認知症を安定化させることです。安定化というのは、怒ることなく、歯向かうことなく、転ぶこともなく、急な外出もしないという状態です。患者が介護者に対してお礼の言葉を述べる状態にすることが可能ですし、大事です。

　中核薬でお礼を言うようにはなかなかなりません。ピックセットなど集中力を増す処方で、家族が感激するような変化が見られることが多いです。デイサービスやショートステイの利用も増やすよう、助言しましょう。

3 陰性症状を治す

1. 陰性症状とは

　陰性症状は、**表3-1**のようにうつ状態、アパシー、食欲低下の3つが代表です。体調不良というのも入れてよいでしょう。認知症に大うつ病の合併は、まずないものと考えてください。つまり安易に抗うつ薬を開始をしないでください。

　認知症のうつ状態には、まず①興奮系、次に②アセチルコリンを補充し、その後③セロトニンを補充するのが鉄則で、②③を逆にやると、ADLが下がります。しかもジェイゾロフトは、最後の手段でDLBのわずかな患者に使うのみです。

　初診患者ならサアミオンかシンメトレルで始めて、確実にATDならアリセプトを適量開始しましょう。決して、全員5mgまで引き上

表3-1　陰証の鑑別と対策

	第一選択	第二選択
うつ状態	興奮系(シンメトレルロケット、サアミオン)	ジェイゾロフト25mg
アパシー	シチコリン1000mg静注	シンメトレルロケット
食欲低下	ドグマチール50mg(30日以内)	プロマックD75mg　1〜2錠
体調不良	アリセプトいったん中止	グルタチオン2000mg点滴(自費)

シンメトレルロケットの種類　　　1回投与量　　投与回数1回:シングル　2回(朝昼):ダブル
　　シンメトレルサブロケット　　　アマンタジン75mg
　　シンメトレルロケット　　　　　アマンタジン100mg
　　シンメトレルメガトンロケット　アマンタジン125mg

げるようなことはしないでください(ただし愛知県など増量規程を守らせる自治体が共同通信の調べで少なくとも9県ありました)〔診療報酬 認知症薬審査に地域差 9県少量投与認めず：愛媛新聞 平成27年(2015年)11月22日付け〕。食欲低下、易怒などの弊害が起き、治療どころではなくなります。

　悲哀感がなくボーッとしているのは、うつ状態ではなくアパシーですから抗うつ薬は原則禁止です。覚醒させることを考えましょう。シチコリン1000mg静注は、「頭部打撲後の意識障害」で保険適用です。そうでない病態なら自費にしてください。

　治療窓は、500〜2500mgです。自費注射は保険診療日以外に行います。料金は自由ですが、当院ではmgと同じ料金にしています(500mgなら500円)。その関係で、高額な先発品ニコリンは使いません。訪問診療の場合、注射指示書にて看護師に打ってもらう手もあります。投与間隔は、連日でも間欠でもいいですし、1回きりで治ってしまうこともあります(**図3-1**)。DLBの服毒妄想も消えますので、それで食べるようになったケースもあります(500mg)。

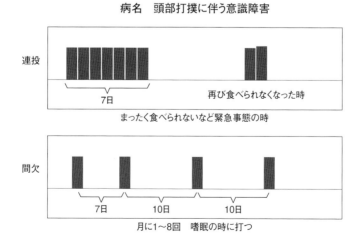

図3-1　シチコリン注射の方法

3 陰性症状を治す

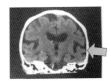
左側頭葉萎縮

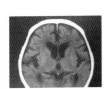

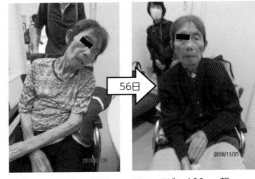

写真3-1　シチコリン2000mgよりシンメトレルロケットが劇的に効いたLPC
86歳女性　レビー・ピック複合　HDS-R 0

　シチコリン2000mgでも覚醒しなかった高齢者が、シンメトレルロケットで覚醒したケースがあります。あきらめないで、ぜひ試みてください。陰証を治さないと患者は死の転帰をとることは、ご想像の通りです。仮に老衰であっても改善できます（**写真3-1**）。

　表3-2にシンメトレルロケットで著効を得た患者と用量を示します。認知症ブログで各患者の写真を示しているので参考にしてください。

　食欲不振には、アリセプト中止、食欲セット（ドグマチール、プロマックD）が高い改善率を期待できます。体調不良にもアリセプト中止が絶対条件です。アリセプトは脳内に17日程度残りますから、1日も早く全廃してください。感冒には、コタロー麻黄附子細辛湯6カプセル（分3）を多用し、市販の風邪薬やPL-Gは禁忌とします。

表3-2　シンメトレルロケット

報告したブログ	ID	年齢	性別	病名	HDS-Rスコア	1回mg	1日投与回数
27.8.31	7991	82	M	SD	4	100	2
27.10.12	5753	80	F	DLB	16.5	100	1
27.11.9	5309	85	F	SD-NFT	19.5		
27.11.9	7393	92	F	Pick VD NPH	0		
27.11.23	7953	86	F	LPC	0	100	1
27.12.7	7054	76	F	PSP	18	100	1
27.12.7	3902	70	F	SD	0	100	2
27.12.7	7788	74	M	PSP	27	100	2
27.12.14	1500	75	M	DLB	22	75	1
27.12.21	8950	66	M	PSP-PAGF	17	75	2
27.12.28	8004	80	F	ATD VD NPH		100	1
27.12.28	5302	81	F	VD	15	100	1
27.12.28	8730	70	F	PSPジストニア		75	2
28.1.18	7786	54	M	MSA	28	100	2
28.2.8	5164	87	F	ATD	11	100	2
28.2.15	7600	64	M	PSP	0	125	2

27.8.31号-28.2.15号ブログに紹介した著効16例。1日2回の場合は朝と昼

2. 陰性症状に対する処方

　無気力、無関心、無言といった陰性症状に対しては、まず前医が「抑制系」薬剤を処方していないかを調べます。抗うつ薬が不必要だと判断したら、悪性症候群が生じないように徐々に減量します。

　塩田病院脳卒中センターの報告（西山ら）では、脳卒中後うつ病（post-stroke depression; PSD）6名にサアミオンを投与し、全員のZungの self-rating depression scale（SDS）スコアが改善したとのことで、脳血流量には変化がなかったそうです。

　時として動脈硬化の強いうつ状態の認知症（VDや混合型認知症）にプロルベインDR（赤ミミズ配合サプリメント）が陰性症状、冷え性、狭心痛を軽快させることがあるので、介護者が服用を希望する

場合は禁止すべきではありません。CDPコリン(別名シチコリン)は、アメリカのサプリメントでシチコリン注射より覚醒効果の出る患者がいます。1日250〜500mgを内服するのですが、ネットで簡単に購入できます。認知症への効果も多くの論文が出ていますので、医師ならPubMedクラウドで検索可能です。

▼症例8　75歳女性　MCI(mild cognitive impairment, pre ATD) HDS-R 26

　アリセプトを1.5mgで開始したが、体に合わないというのでサアミオン2錠に変更。その1カ月後から自発性も記憶もかなり改善した。中等度改善(前頭葉・側頭葉機能)。〈Dp#1366〉

文献
・西山康裕, 駒場祐一, 勝又俊弥ほか：脳梗塞慢性期患者におけるNicergolineのうつ状態に対する効果について. 日老医誌41増刊号：152, 2004

4 中核症状を治す

1. 中核症状に対する処方

　プライマリケア医はtreatable dementia(甲状腺機能低下、正常圧水頭症、慢性硬膜下血腫など)を見落としてはなりませんが、残念ながら認知症の多くは不可逆です。ATDの中核症状を改善させうる薬剤としてアセチルコリンエステラーゼ阻害薬(AchE-I);アリセプト、レミニール、リバスタッチがあります。特記すべきことは、約3％に「著効」が得られ、2年前の認知機能がよみがえることです。いずれ

国内第Ⅲ相試験
介護者の印象
見当識、会話能力、協調性、落ち着きのなさ、着衣と服装、仕事や社会的活動・役割、余暇の活動

ADLに対する効果 1年間のプラセボ対照による機能維持試験
道具を用いるADL (買い物、電話、趣味など) 基本的なADL (用便、食事、入浴など)

精神症状	中核症状	側頭葉機能	記憶、見当識、判断
		前頭葉機能	人格 (豊かさ、協調性)
	周辺症状		気力、発語、集中力、関心(趣味、情報)
		局在不明	幻覚、妄想が消失
運動		筋力	歩行能力、筋力向上
		失禁	尿失禁消失

図4-1　ATDに対するアリセプトの効果

7カ月以上700人、平均維持量3.6mg、
グラマリール併用率41％、中止4％

軽度改善　（少し）	69％	全体の 63％
中等度改善（かなり）	27％	
著明改善（ものすごく）	4％	

認知症外来（河野医師）：海南病院，共和病院，中京クリニカル，
ウェルネス医療クリニックの集計概算

1日あたり約1時間のケアが減る
月あたり約1万円の医療費（処方と介護）節減

Wimo et al: スウェーデンなど北欧5カ国の1年間二重盲検試験

図4-2　アリセプトの有効率（概算）と医療経済効果

悪化していくわけですが、介護者の喜びは無視できないほど大きいです。

　図4-1にATDに対するアリセプトの効果をまとめました。国内第Ⅲ相試験（二重盲検）では介護者の印象が有意に改善、ADLの面での機能維持でも有意差が出ています。つまり人間らしさの回復、独立生活能力の維持が期待されます。私はアリセプトで何が変わるかという項目について分類しました。一番多く効果が観察される（約40％）のは、自発性、人間らしさです。これらを「前頭葉機能」と呼ぶことにします。次に多いのが記憶、見当識、判断力といった項目（約20％）で「側頭葉機能」とします。ほかには、幻覚・妄想といった陽性症状が消失することが散見され、歩行や失禁が改善する症例もあります。私が日本で最もアリセプトを処方してきたのですから間違いありません。

　アリセプトは、3mgで開始して消化器症状（下痢、食欲不振など）や陽性症状の悪化（前期興奮；易怒や俳徊）が誘発されないかを観察してから、14日ほどで5mgに増量することが推奨されていますが、

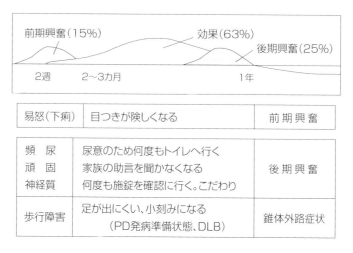

図4-3　アリセプトの副次作用

私の1,750例の経験（初版当時）から、この増量速度は速すぎます。1.5mgで1カ月、2.5mgで2カ月、その後5mgというくらいの速度はいかがでしょうか。2～3年5mgを継続できる患者は7割以下で、途中で微調整しないと陽性症状が悪化して介護しにくくなります。

図4-2のように、北欧の1年間にわたる二重盲検試験ではアリセプトの医療経済効果として、1日あたり約1時間の介護時間が減り、月あたり約1万円の医療費の節減が実現されたことがわかっています。私の経験では、アリセプトを処方して7カ月以上経過を観察できた認知症700人の改善率（家族の評価）は63%で多施設の報告と酷似しており、アリセプトの平均維持量は3.6mgでした。しかもアリセプトの興奮性を抑えるために、グラマリール併用が41%の患者に必要でした。このアリセプトの維持量は、他の専門医も同様な数字だと言っています（私信）。

図4-3をご覧ください。アリセプトが過剰であることを示す副次作用（後期興奮）は、3mgで開始した場合、患者の25%に現れ、投与開始2～3カ月後に始まります。広義の陽性症状とも言えますが、頑

固(介護者の助言を聞かない)、神経質(施錠を何度も確認する)、頻尿、そしてパーキンソニズム(小刻み歩行)がアリセプトによる副次作用ですからよく知っておいてください。そのような場合は3日間wash outして、その後は2.5mgに減量するかグラマリールを増量するとよいでしょう。

　無策な処方をすると、中止率は治験のデータ(15%)に相似するはずです。6割以下の改善率なら、あなたの処方の仕方(さじ加減と処方対象者の選別)の改善が必要です。日本医大第二内科(坂本ら)はMMSE 4点以上の変化を有効とした場合、有効率は62%(10/16)だったと報告しています。ADASを用いた研究でも、どの施設でも6割前後という数字で一定しています。それ以下の有効率なら医師が未熟ということです。

文献
・坂本静樹, 山崎峰雄, 大鳥達雄, 片山泰朗：アルツハイマー型痴呆治療薬有効例の有効持続時間に関する検討. 日内会誌94増刊：212, 2005

2. アリセプトの効果とはどのようなものか

　家族から「良くなりました」と言われた時に、薬を複数処方しているとどの薬が効いたのか判断できないことがあります。そこで、アリセプトでどのような変化が起きるかをイメージとして把握しておくことが必要です。

　改善した機能は、中核症状(側頭葉機能、一部の前頭葉機能)、周辺症状(一部の前頭葉機能、周辺症状の消失)、自覚症状、運動機能、知能検査スコア改善に分類できると思います。実例を簡単にご紹介しましょう。

3. 前頭葉機能

気が利く

▼症例9　91歳女性　ATD　HDS-R 20

　洗濯物を自発的にたたむ（家族がしようとしている家事を察して手伝おうとする。一部記憶力、判断力も関与）〈Dp#70（2.5mg）〉

情緒安定

▼症例10　63歳男性　ATD＋PD　HDS-R 1

　5mgで食欲低下、下痢を起こしたこともあったが、7カ月後から精神科から処方されてきたセレネースをやめても穏やかに暮らせるようになった。1年前は絶望的だった。〈Dp#66（4.29mg）〉

情緒安定

▼症例11　69歳女性　ATD（アポE 4/4）　HDS-R 25

　怒りっぽいのでアリセプト1.5mgで開始。グラマリールを併用するほどではないと判断していた。1カ月後、怒ることが減った。軽度改善（前頭葉機能）。2.5mgに増量。6カ月後アリセプト2.5mgにて記憶が改善。軽度改善（側頭葉機能）。5mgに増量。その2カ月後アリセプト5mgにていっそうおとなしくなった。中等度改善（前頭葉機能）。初診から2年後HDS-Rは23でアリセプトは5mgで維持されている。〈Dp#1010〉

4. 側頭葉機能

記　憶

▼症例9　（再掲）91歳女性　ATD　HDS-R 20

　毎朝、仏壇に灯をかけてくれるようになった。手を合わせることを忘れない。〈Dp#70（2.5mg）〉

判断力

▼症例9　（再掲）91歳女性　ATD　HDS-R 20

半年前からできなくなっていた「電話をかける」、「子機を扱う」ができるようになった。ショートステイに行く準備をするようになった。〈Dp#70（2.5mg）〉

場所見当識

▼症例12　80歳女性　混合型認知症　HDS-R 10

アリセプト3mgで開始して1カ月後に5mgに増量。少し元気になった。初診から2.5カ月後に畑からちゃんと帰ってこられるようになった。〈Dp#370〉

時間見当識

▼症例13　77歳女性　石灰化を伴うびまん性神経原線維変化病（DNTC; Diffuse Neurofibrillary Tangle with Calcification）HDS-R 14

デイサービスの開始時刻と、外来日の開始時刻が違うことに気づいて「今日は1時間早いのだねえ」と嫁に言った。〈Dp#75（4mg）〉

5. 周辺症状

▼症例14　68歳女性　DLB　HDS-R 18

表情が暗く、幻視があり動作緩慢で初診時からDLBとわかっていたのでアリセプト1.5mgで開始。1カ月後パーキンソニズムの悪化が見られなかったので2.5mgに増量。その1カ月後外来で明らかに目つきが正常化していた。HDS-Rは18のままだったがCD（時計描画）は改善。自分で「幻視がなくなりました」と笑顔を見せた。中等度改善（周辺症状）。〈Dp#1439〉

▼症例15　80歳女性　DLB疑い　HDS-R 24

アリセプト1.5mgを開始し1カ月後、夕方の妄想が残っていた。アリセプトを2.5mgに増量してセレネース0.325mg（夕）を併用。その1カ月後、情緒は安定しセレネースも不要との家族の判断であった。軽度改善（前頭葉機能）。初診から1年後、アリセプト5mgで妄想はほとんどなし。こだわりがある（後期興奮）ので、リーゼ5mgを開始。〈Dp#1064〉

▼症例16　82歳男性　ATD　HDS-R 22.5

　正常な高齢者として内科で通院していたが、初診から4年8カ月後に認知症化し、アリセプト1.5mgを開始。<u>2日目から妄想がまったくなくなった</u>。著明改善（周辺症状）。入浴拒否があるのでリーゼ5mgを頓用処方。その2カ月後アリセプト2.5mgを維持量として近医に紹介した。〈Dp#1065〉

6. 運動機能

下肢筋力

▼症例17　58歳男性　混合型認知症　HDS-R 17

　アリセプト3mgを5mgに増量して1週間後から<u>安定した歩きで速くなった</u>。〈Dp#69（5mg）〉

尿失禁、四肢筋力

▼症例18　75歳男性　混合型認知症　HDS-R 15.5

　家人がアリセプトを1.5〜3mgで調整して、20日間で明るくなり、<u>尿失禁は減り、足取りは良くなり、書字が重ならなくなった</u>。〈Dp#515（2.5mg）〉

尿失禁（著効）

▼症例19　72歳男性　ATD　HDS-R 13

　3mgで、1カ月以内に優しくなった。本人も「後頭部がすっきりした」という自覚があり、2カ月後妻に「いっしょに仲良くやろうね」と声をかけた。<u>3.5カ月後、3mgで尿失禁が完全に消失した</u>。〈Dp#512（3mg）〉

尿失禁と下肢筋力

▼症例20　84歳男性　ATD＋SCI　HDS-R 25

　アリセプトを1.5mgで開始し1カ月後に2.5mgに増量したところ、その<u>半月後には椅子からの立ち上がりが良くなり尿失禁が消失した</u>。記憶もかなり改善して妻が驚いた。著明改善（運動機能）、中等度改善（側頭葉機能）。初診から5カ月後に尿失禁が悪化したため、アリセプトを5mgに増量しブラダロン1錠（就寝前）を併用し、再び失禁は消失した。8カ月後、アリセプト5mgで維持し

ており症状の悪化はない。〈Dp#1474〉

下肢筋力

▼**症例21**　70歳女性　混合型認知症　HDS-R 9.5

　落ち着きがないのでアリセプトは1.5mgから始め、グラマリールは0〜75mgで家族に調整させた。1カ月でやる気が出てきた。軽度改善（前頭葉機能）。その1カ月後には自分の考えをはっきり言うようになった。中等度改善（前頭葉機能）。グラマリール維持量は50mgとなった。初診から3カ月後にアリセプトは2.5mg、4カ月後に5mgに増量。多少頻尿となってポラキス2錠を併用したが、初診から11カ月後に脚力が増強した。中等度改善（運動機能）。初診から2年後、アリセプトは5mgで維持され、頻尿にテトラミド10mgを試している。〈Dp#1004〉

▼**症例22**　85歳女性　ATD ＋ 原因不明の歩行障害　HDS-R 8

　妄想、幻覚があり、アリセプト1.5mgを開始。1カ月後に2.5mgに増量し、念のためグラマリール50mgを併用。半年後、2.5mgにてかなりの自発性改善と記憶改善。中等度改善（前頭葉機能）、軽度改善（側頭葉機能）。初診から8カ月後に5mgに増量。その2カ月後、寝たきりにもかかわらずベッドの中で足を動かすようになった。中等度改善（運動機能）。〈Dp#1110〉

7. 自覚症状

頭のモヤモヤ

▼**症例23**　68歳男性　ATD　HDS-R 16（5mg）

　前医の処方、デパケンR、デプロメール、ヒデルギンを中止して、アリセプト5mg、グラマリール75mgに変えたところ、「いままでにない気分良さ」「頭のモヤモヤがなくなった」と言い、体重も10kg増えた。3.5カ月後には何でも自分でやるようになった。HDS-Rは15と変化なし。〈Dp#513〉

頭の回転

▼**症例24**　65歳女性　ATD　HDS-R 19.5

　アリセプト1.5mgで開始。1カ月後効果がないので1.67mgに増量。その2カ月後、HDS-Rは23.5に上昇。本人も「頭の回転が良くなった」と言う。中等

度改善(側頭葉機能、自覚症状)。初診から5カ月後、1.67mgで維持している。
〈Dp#1484〉

8. アリセプトの前期興奮について

　アリセプトを初めて服用すると早くて初日から、遅くても2週間後までに軟便(下痢)、嘔気、嘔吐、食欲不振、時に胃痛が起きる人がいます。1.5mgでも起きるケースがあるので、やはり3mg開始は多すぎます。認知症患者はわがままな人が多く、いったん副作用が出た薬は二度と口にしてくれない場合も予想されますので、副作用は極力出さない工夫が必要です。したがって、私は現在アリセプトをほぼ全員1.5mg開始としています。
　アリセプトの下痢に対しては、ブスコパンを用います。ただし、緑内障、イレウス、前立腺肥大、重篤な心疾患がある患者には原則、使

1	家族からその都度、薬を手渡してください
2	1日1回です
3	副作用が出たら2～3日休みましょう
4	5mgまで増やしていく予定です

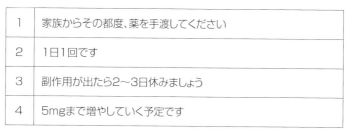

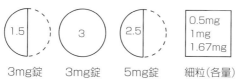

図4-4　アリセプト開始時の説明

用できません。

図4-4は患者家族に渡すアリセプトの説明書です。私は、1.5mg、2.5mgの処方指示が出たら錠剤を分割するようにと薬剤師に頼んでいます。アリセプトを服用開始後に途中で半分に減らす場合は、割線がありませんから切れ味の良いハサミか包丁で切ります。内容が露出して吸収が速くなることによる副作用は出ません。

問題は消化器症状よりも陽性症状の惹起です。怒りっぽくなり目が険しくなります。そのことを家族に十分話しておき、加減してもらいます。アリセプトを減らしても認知症が進行するわけではないことを説明します。この陽性症状と消化器症状を合わせて前期興奮と呼ぶことにします（下痢は腸の興奮ですから）。

▼**症例25**　72歳女性　ATD　HDS-R 11

アリセプトを1.5mgで開始し、少し俳徊があったので1カ月後に2.5mgに増やすと同時にグラマリール75mgを開始。2カ月後俳徊は減っていた。5カ月後2.5mgのままであったが〔中等度改善（前頭葉機能）〕、グラマリールは25mgに減らせた。6カ月後に2.5mgのままであったが賢いことを言うようになった（軽度改善、側頭葉機能）。〈Dp#1471〉

解説：

この症例では、アリセプトが2.5mgのため効果が出るのに5カ月かかりましたが、無理して5mgに引き上げていたら途中で中止になったはずです。これでよかったと思います。

▼**症例26**　89歳女性　ATD　HDS-R 14.5

アリセプト1.5mgで開始したが、軟便が続いたので1カ月後に1.67mgに増量すると同時にブスコパンを朝食前に併用することにした。4カ月後、1.67mgのままであったが日記を書くようになった（軽度改善、前側頭葉機能）。5カ月後1.67mgで気が利くようになり、買物を正しくできるようになった（中等度改善、前側頭葉機能）。〈Dp#1495〉

解説：

この症例は過敏性腸症候群が潜在していてアリセプトを2.5mgに引き上げ

ることもできなかったのですが、大変バランス良く改善してくれました。

▼症例27　72歳女性　ATD　HDS-R 17

　アリセプト1.5mgで開始。1カ月後の外来で軽度改善（側頭葉機能）を確認したが少しイラツキが増えたとのこと。下痢も2回あったという（前期興奮）。さらなる記憶改善をめざしアリセプト2.5mgに増量したいので、陽性症状予防のためグラマリール50mgも開始。その1カ月後の外来では情緒も安定したという。つまり軽度改善（前頭・側頭葉機能）。アリセプトを2.5mgから3.75mgに増量。初診から4カ月後、アリセプト5mg、グラマリール50mgで安定。薬剤用量の維持に成功した。〈Dp#1488〉

▼症例28　81歳女性　ATD＋SCI　HDS-R 9.5

　アリセプトを1.5mgで開始し2.5mg、5mgと増量していったが5mgにするとどうしても易怒を起こすので2.5mgで維持していた。初診から5カ月後から中等度改善（側頭葉機能）。HDS-Rは10.5。8カ月後記憶力減退、脚力低下が見られたため5mgに増量した。結局家庭の事情（娘が離婚していて働く必要がある）で医療保護入院。車椅子で問題行動がないため、途中で療養病床に移動。抑制系薬剤は不要である。〈Dp#1477〉

▼症例29　69歳女性　ATD＋うつ病　HDS-R 21.5

　アリセプト1.5mgで開始したが、イライラが増強し1カ月内服することはできなかった。家族が飲ませたり休薬したり試したが、やはり再現性があり、1カ月後に1mgとグラマリール50mgを併用した。〈Dp#1465〉

▼症例30　72歳女性　ATD　HDS-R 24

　もともと喘息があったのでアリセプト細粒1mgで開始。しかしそれでも喘息が悪化し、夜騒ぐということで（前期興奮）、いったんアリセプトを中止した。〈Dp#912〉

▼症例31　79歳女性　ATD　HDS-R 3

　落ち着きがなく、易怒、幻覚が見られた。アリセプト1.5mgで開始し1カ月後に2.5mgに増量したところ、幻覚が悪化したように思われた（前期興奮の一種）。アリセプトは1.5mgに戻して、セレネース0.325mg（就寝前）を追加。その1カ月後も幻覚が続いたので、グラマリール25mg（就寝前）を追加。その2カ月後から少し記憶が改善したのでアリセプトは2.5mgに増量した。その1カ月後には幻覚が消失し、グラマリール、セレネースとも不要になった。その4カ月後はアリセプト5mgが可能だったし、初診から2年半後も5mgにグラマリール25mg併用で安定している。〈Dp#932〉

9. アリセプトの後期興奮について

多くの医師が気づいていないことかもしれませんが、アリセプトを開始してから2～3カ月後にアリセプトの副次作用が25%の患者に現れます。図4-3（p.54）を再びご覧ください。頻尿、頑固、神経質です。また「パーキンソン素因」（注1）のある患者においては小刻み歩行が発生します。これらを後期興奮と呼ぶことにします。対策は、アリセプトを半減してみることです。程度によっては抑制系薬剤の併用や抗パーキンソン病薬の開始が必要になります。

【注1】
パーキンソン素因（著者造語）：パーキンソン病発病準備状態の患者が、抗コリン作用のある薬剤によって容易にパーキンソニズムを引き起こすこと。

こだわり

▼症例32　79歳女性　混合型認知症　HDS-R 17

理屈っぽくなり「テレビはどうやって見るの？」などとしつこく聞いてくる。〈Dp#72（5mg）〉

焦　燥

▼症例33　75歳女性　ATD　HDS-R 3

アリセプト1.5mgで1カ月後に記憶が改善（軽度改善、側頭葉機能）、2.5mgに増量。4カ月後も2.5mgを継続し情緒は安定していた。5カ月後イライラが出現し、グラマリール50mgを150mg（最大量）に増やした。しかしおさまらず、6カ月後にアリセプト中止。アリセプトがなければグラマリール150mgでグループホームに留まることができた。7カ月後、グラマリールは125mgに減らすことができた。〈Dp#1452〉

易　怒

▼症例34　90歳男性　ATD　HDS-R 18

アリセプト1.5mgで開始しそのまま継続していたが3カ月後にHDS-Rは

23に上昇し、やる気と記憶も大幅に改善。中等度改善（前頭・側頭葉機能）。5カ月後に2.5mgに増量したところ、1カ月以内に易怒が出現。2.5mgを継続してグラマリール50mgを追加した。〈Dp#1464〉

▼症例35　91歳女性　混合型認知症　HDS-R不可能

　拒否が強いのでアリセプト1.5mgで開始。グラマリール100mgとリーゼ2錠、頻尿にポラキスも併用しておいた。1カ月後、記憶が改善。軽度改善（側頭葉機能）。アリセプトを2.5mgに増量し、念のためセレネース0.75mg（就寝前）を開始。その3週間後、気が荒くなってしまいアリセプトを中止。グラマリールを125mgに増量。〈Dp#1039〉

自我のめざめ

▼症例36　82歳女性　ATD＋NPH化（注2）＋PD化（注3）　HDS-R 8

　アリセプト1.5mgで開始し1カ月後に少し自発性が改善。その2カ月後から介護拒否が増したので（後期興奮）、アリセプトを中止しグラマリール75mgを開始。その3カ月後 HDS-Rは6.5に低下しており、グラマリールは25〜50mgで陽性症状がコントロールされていたのでアリセプト1.5mgで再開。その2カ月後、2.5mgにてかなり記憶が改善した。中等度改善（側頭葉機能）。〈Dp#904〉

【注2、3】••
（注2）ATD患者にNPHが合併してくることがあります。
（注3）ATD患者にPDが合併してくることがあり、DLBとは異なりますが処方は似ています。

強迫行為

▼症例37　84歳男性　混合型認知症　HDS-R 8

　多少易怒が見られたので、アリセプト1.5mgとグラマリール25mgで開始。1カ月後、自発性と記憶が少し改善。アリセプトを増量するためにグラマリールを75mgに増量。その4カ月後、アリセプトは1.5mgのままだったが、スイッチを触りまくる行為が出現（後期興奮）。グラマリールを100mgに増量。その1カ月後、情緒安定しアリセプト1.5mg、グラマリール100mgで固定できた。その後定期血液検査で汎血球減少が見つかり精査に入ったが、息子はアリセプトの少量継続を希望している。〈Dp#910〉

10. アリセプト用量と患者の「バランス」

アリセプトが使用可能になって18年が経過しました。その間に認知症専門医である私の外来を訪れる患者さんの要望には変化が見られてきました。最初の3年間くらいは、「どう見ても異常なのに主治医が年のせいにしてしまう」という相談が大半でした。そういった患者さんへの対応は簡単なことで、多くは典型的なATDですので私は自動的にアリセプトを処方すればよかったのです。

しかし最近は、「アリセプトを3年処方されてきたが、一度診てほしい」という難しい要望が増えてきました。主治医は正しくATDと診断しており、アリセプトもちゃんと処方しています。私に何を期待されているのでしょうか。

例えば、ATDというのは実は誤診でDLBだったとします。患者はやがて小刻み歩行が顕著になってきます。その理由が主治医にはわかりません。アリセプトを減量するというアイデアも思い浮かばないでしょう。こういった患者にすべきことは、アリセプトを5mgから2.5mgに減量するかリバスタッチに変え、ドパコールチャレンジテストで歩行が改善するか試すことです。それで十分患者が私を訪れた価値はあります。

こんなケースがありました。

▼症例38　73歳女性　家族性アルツハイマー病(FAD)　HDS-R 3

平成12年より大学病院でアリセプトが開始され、ずっと5mgを4年間服用してきた。家族は「徘徊で困っている」と私を受診。アリセプトを2.5mgに減量したところ、記憶は若干低下したものの徘徊が止まり、家族は大変喜んだ。〈Dp#1403〉

解説：

主治医は、アリセプトによって徘徊が悪化するという知識がなかったのでしょうか。また、アリセプトの処方量に5mg以外の選択肢はないと思っていたようです。徘徊を減らすことが主治医の大事な仕事だという認識があり

ません。アリセプトを減らすと俳徊は減るという知識があったけれど、アリセプトを減らして認知症の中核症状が進行するのが怖かったのかもしれません。しかし初診から4年も経過したのです。家族に、「ずいぶん頑張ってきたのだから介護を楽にする処方に換えていきます」と勇気をもって言えばよかったのです。

　アリセプトの5mgよりも2.5mgのほうが調子が良いという患者はいるのでしょうか？　います。

▼症例39　72歳女性　ATD　HDS-R 12.5

　アリセプトを1.5mgで開始。2カ月後に2.5mgから5mgに引き上げた。グラマリールは50mgを併用していた。俳徊が増加し、4日後の外来に再来。血圧も上がっていた。アリセプトは2.5mgに戻した。その28日後の定期外来で大変調子が良いとのこと（前頭葉機能の中等度改善）。結局アリセプトを5mgに引き上げられたのは、開始から11カ月後だった。〈Dp#1343〉

11. アリセプト1.5mgで改善した症例

▼症例40　75歳女性　ATD　HDS-R 18.5

　アリセプト1.5mgを開始。1カ月後の外来で軽度改善（前頭・側頭葉機能）を確認し2.5mgに増量。3カ月後の外来で情緒安定ということで中等度改善（前頭葉機能）。家族が喜んでいたので2.5mgのままにした。4カ月後、HDS-Rは21.5に上昇した。〈Dp#1496〉

▼症例41　77歳男性　ATD　HDS-R 17.5

　易怒、妄想があったがアリセプト1.5mgだけを処方した。1カ月以内に集中力が増し、歩行が速くなった。レセプトの関係で1.67mgに増量し、その2カ月後には2.5mgにした。初診から半年後も易怒なくアリセプト2.5mgだけで維持している。〈Dp#1468〉

▼症例42　83歳女性　ATD＋SCI　HDS-R 19

　アリセプト1.5mgで記憶もやる気も改善。しかし初診から2カ月後からイライラがつのり、グラマリール75mgを開始。しかしグラマリールが効かず、近医の処方デパス1.5mgで落ち着いた。初診から2カ月後にアリセプトによる血圧上昇（180mmHg）が起き、バイロテンシン10mg、デパス1.5mgを併用。半年後アリセプト5mgが狭心痛を起こした疑いがあり、2.5mgで維持すること

にした。〈Dp#1016〉

▼症例43　76歳女性　ATD　HDS-R 22.5

易怒があったのでアリセプト1.5mgで開始。1カ月後、バランスのとれた自発性がかなり改善。中等度改善（前頭葉機能）。2.5mgに増量。初診から2カ月後にアリセプトによる血圧上昇（170mmHg）でニューロタンをノルバスクに変更。初診から3カ月後、性格がとても明るくなった。中等度改善（前頭葉機能）。7カ月後5mgで維持。〈Dp#1028〉

▼症例44　92歳男性　ATD + SCI　HDS-R 18

高齢でもあり、アリセプトは1.5mgで開始。1カ月後の外来では、やる気、記憶、妄想ともにかなり改善したとのこと。中等度改善（前頭葉・側頭葉機能、周辺症状）。2.5mgに増量して、その3カ月後、歩く速度も速くなった。軽度改善（運動機能）。〈Dp#1298〉

▼症例45　85歳男性　ATD + SCI　HDS-R 15

アリセプト1.5mgを開始したところ吐き気が2日続いた。しかし自発性が増した。軽度改善（前頭葉機能）。アリセプトは細粒2mgに増量して食前にナウゼリンを併用した。その1カ月後、やる気も出て妄想も減った。軽度改善（周辺症状）。2.5mgに増量。初診から7カ月後、アリセプトの維持量は5mgであり、頻尿（後期興奮）に対しブラダロン2錠を追加。〈Dp#1238〉

▼症例46　82歳女性　混合型認知症　HDS-R 21

アリセプト1.5mgで開始したところ、翌日から自発性が増し、引き算ができるようになり、連想も可能になった。中等度改善（前頭葉・側頭葉機能）。ただし自己主張が増えた（前期興奮）。2.5mgに増量。その1カ月後、3年前の状態に戻ったが頑固になった。著明改善（頭葉・側頭葉機能）。前期興奮。初診から半年後も2.5mgにて著明改善は続き、化粧もするようになった。初診から9カ月後も2.5mgで著明改善のままで、一人で眼科へ行けるようになり息子は「むしろ生意気になったのが心配」という。そこでグラマリール50mgを併用。その2カ月後、HDS-Rは24に上昇していた。〈Dp#1354〉

▼症例47　80歳女性　DNTC + VD　HDS-R 16

脳血流改善だけでは改善しないと思われたのでアリセプト1mgを開始。最初の1カ月で記憶と自発性が格段に改善。著明改善（前頭葉・側頭葉機能）。5カ

月後に3mgに増量したが心房細動、心室性期外収縮など種々の悪条件があり、その3カ月後には2.5mgで維持することにした。〈Dp#919〉

12. アリセプトの静穏作用

　アリセプトは基本的には興奮系の薬剤です。したがって、陽性症状を減らす目的で処方すべきではありません。しかし、時々アリセプトによって穏やかになる患者がいます。これは「結果オーライ」ということになるのですが、そのような患者が2人続くことは絶対になく、次の患者で大失敗するはずです。

　私が大失敗しないのは、アリセプトを1.5mgから始めるからで、3mgで開始する医師ならなおさら陽性症状の患者にアリセプト単独を処方すべきではありません。アリセプトで「体がだるくなった」と訴える患者も散見されます。それも一種の静穏作用なのでしょうか。その場合は用量を減らしてください。

▼症例48　77歳女性　ATD＋脳腫瘍既往によるパーキンソニズム　HDS-R 13
　アリセプト1.5mgで開始し、1カ月後イライラが減った。中等度改善（前頭葉機能）。2.5mgに増量。小刻み歩行あり。その5カ月後まで2.5mgで維持し、自発性改善が続いた。ペルマックス100μgを併用している。〈Dp#953〉

▼症例49　72歳女性　ATD　HDS-R 19
　落ち着きがなく、易怒があるという介護しにくいタイプだった。まずアリセプト1.5mgだけを処方して観察することにしたが、1カ月後の外来でよく寝れるようになったとのこと。その後、2.5mg、5mgと順調に増やすことができた。抑制系薬剤は不要だった。〈Dp#1555〉

13. アリセプトを増量する必要がないケース

アリセプトを比較的少量で継続する場合は、当然、効果出現時期は遅れがちです。**表4-1**はアリセプト投与後7カ月経過観察でき、改善した254人のアリセプト維持量と改善時期の関係です。陽性症状などのためアリセプトを少量しか投与できない症例では少なくとも半年、アリセプトを断念してはなりません。私の経験では、5mgを飲み続けられる患者は約6割しかいません（しかもグラマリールを約4割併用してです）。これは初版時のデータですが、現在はもっと少ないと思います。

アリセプトで効果が見られた場合、中等度改善以上ならアリセプト増量はしません。後期興奮が出るからです。改善が軽度なら5mgに向かって増量可能です。軽度改善でも前期興奮が観察されたら、1mg単位でしか増量してはいけません。例えば1.5mgの次は1.67mgか2.5mgにしておきます。

表4-1　アリセプトでの改善者254/400人（63.5%）の維持量と改善時期の関係

(mg)

改善時期	改善	5.1〜10	5	3.1〜4.9	3	0.75〜2.9
1日〜1月	83		43	5	17	18
1月1週〜2月	62	1	36	3	9	13
2月1週〜3月	40		27	2	7	4
3月1週〜4月	22		17	1	2	2
4月1週〜5月	21		14	3	3	1
5月1週〜6月	19	1	12	2		3
6月1週〜7月	7		2		1	4
	254	2	151	16	40	45

59.4%

▼症例50　86歳女性　ATD＋脳出血既往　HDS-R 13.5

　アリセプトを1.5mgで開始。もともと神経質なので3カ月後、1.5mgを1.67mgに増量すると同時にグラマリール75mgを加えておいた。その2カ月後、情緒が安定。軽度改善（前頭葉機能）。グラマリールを50mgに減量。その1カ月後1.67mgで自発性と記憶がかなり改善してきた。中等度改善（前頭葉・側頭葉機能）。〈Dp#1463〉

▼症例51　69歳女性　家族性アルツハイマー病（アポE 4/4）＋SCI　HDS-R 21

　易怒が見られるためアリセプト1.5mgで開始。1カ月後少し記憶が改善。軽度改善（側頭葉機能）。7カ月後、アリセプト3mgで生き生きしていた。中等度改善（前頭葉機能）。初診から1年9カ月後にアリセプトを5mgに増量したところ、その4カ月後に3日間嘔吐が続いたので、アリセプトを3日休んでから2.5mgで再開。グラマリールとプレタールも中止した。〈Dp#1067〉

▼症例52　77歳女性　ATD（アポE 4/4）　HDS-R 4.5

　易怒、妄想が見られたのでアリセプト1.5mgで開始。7日後からやる気と記憶が少し改善。2.5mgに増量したところ、その2カ月後には中等度改善（側頭葉機能）。2.5mgで維持していたところ、初診から5カ月後には中等度改善（前頭葉・側頭葉機能）。1年後にも2.5mgで中等度改善（側頭葉機能）が継続していた。〈Dp#1090〉

▼症例53　59歳女性　ATD　HDS-R 7

　前医がアリセプトを5mg処方していたが、夫は易怒に困っていた。2.5mgに減量してグラマリール50mgを併用。1カ月後の外来で家庭が平和になった、5mgの時よりずっとよいとのこと。グラマリールは25mgに減量してアリセプト2.5mgを継続した。1年8カ月後、首垂れ現象が生じてきたので、アリセプトを2.5mg、グラマリールは150mgだったのを75mgに減量した。その1カ月後、入浴拒否があったのでリーゼを処方し奏効した。落ち着いて入浴し、自分で歯磨きするようになった。〈Dp#1095〉

解説：
　HDS-Rが4にまで低下するという悪性の経過をたどっていますが、アリセプトを2.5mgでも継続していたことで、歯磨きを思い出すという考えられない効果が出たものと思います。

▼症例54　103歳女性　ATD ＋ 原発性甲状腺機能低下（橋本甲状腺炎）HDS-R 16.5

　易怒、妄想が見られた。アリセプト1.5mgを開始。すぐに表情が豊かになり妄想が消失。2.5mgに増量し、チラーヂンS 25μgも開始。その1カ月後には騒がなくなった。軽度改善（前頭葉機能）。5カ月後アリセプトを5mgに増量したところせん妄が誘発された。すぐに2.5mgに減量して、すっかり人間的で安定しているとのこと。中等度改善（前頭葉機能）。〈Dp#1221〉

▼症例55　83歳女性　ATD　HDS-R 10

　アリセプト1.5mgで開始。1カ月後の外来で自発性が出てきたが<u>1回逆上したとのこと</u>。軽度改善（前頭葉機能）。念のため、1.5mgを継続してグラマリール25mgを併用。その1カ月後かなり記憶が改善。中等度改善（側頭葉機能）。1.5mgを継続。初診から7カ月後、2.5mgで記憶改善が続いている。〈Dp#1119〉

▼症例56　86歳男性　混合型認知症　HDS-R 4

　アリセプト1.5mgで開始し、家族の希望で1.5mgにて維持していたが、4カ月後に脱水で入院した時より<u>認知症症状が悪化</u>。2.5mgに増量。その1カ月以内に自発性が改善。それでも2.5mgで継続した。その2カ月後、<u>自発性がさらに向上した</u>。中等度改善（前頭葉機能）。〈Dp#929〉

14. 中核症状が悪化した時どうするか

　ATDは進行性の疾患ですから悪化していくのは仕方のないことです。その中でも悪化の仕方が穏やかに同じ速度で低下していく、例えばHDS-Rが年間2点ずつ落ちていく、問題行動は少ないまま、というのが末期まで在宅介護が可能なタイプ（単純認知症型）です。そのような症例にいちいちCTを撮り直す必要もなく、2年に一度くらいで結構でしょう。アリセプトがすでに最大量（10mg）ならアリセプトだけで治すのはあきらめて、8mgに落として、メマリー10mg程度の併用やシンメトレルロケットを加えます。

　医師が困るのは、予想もしないことで急激に悪化した時です。精神的なストレス（正月や盆に大勢の親戚が来た時、引っ越しなど）

を受けたことが明らかなら、元に戻ることが期待されます。悪化といっても2種類あり、陽性症状の増加なら脳梗塞の併発、陰性症状化なら硬膜下血腫（水腫）の発生や正常圧水頭症化も考えてCTを撮り直してください。こんな症例がありました。

▼症例57　83歳男性　混合型認知症　HDS-R 9.5

アリセプト 5mgで情緒は安定していた。急に独語とトイレの回数が増えたというのでCTを撮り直したところ小脳梗塞が起きていた。アリセプトはいったん2.5mgに落とし、プレタール150mg、ブラダロン3錠を追加した。〈Dp#1382〉

解説：

いわゆる「アルツハイマーの血管因子」として小脳梗塞が病状を悪化させ、陽性症状と神経因性膀胱を来しました。梗塞は大脳に起きなくても認知症を悪化させます。

また、新病変が起きている可能性は多くはなく、一番可能性が高いのはアパシーになる日を迎えたということです。左側頭葉が機能していない意味性認知症（SD：病理背景はATDやピック病があります）の病態になってきたATDの場合は、改訂長谷川式スケールが年間で10くらい平気で落ちてきます。こういうスコアの落ち方というのは、新病変がなくてもSDやDLBでは起きます。

確率的にはSDならアパシー、DLBなら意識障害ですが、都合のよいことにどちらもシチコリン静注・CDPコリン内服やシンメトレルロケットが奏効します。注射の場合、15分で結果は出ます。目つきは劇的に改善するでしょう。

15. アリセプトのnon responderへの対応と中止時期

中村らは、多発性ラクナ梗塞を合併したATD（79歳女性）に対してアリセプトとケタスを同時投与して著効したことを報告していま

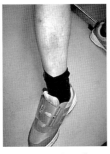 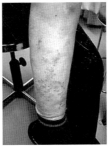 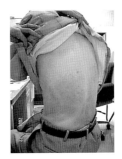

2.5mgで起きず　　2.5mgでの改善例　　5mgで1.5年後に発生
5mgで発生

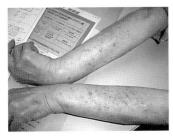 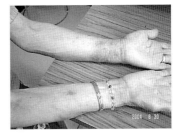

2.5mgから5mgに増量して12日後　　1.5mgを2.5mgに増量し3日後
両前腕と両下腿に発生

写真4-1　アリセプトによる皮疹
掻痒感を伴う限局性皮疹が多い

す。ATDに虚血が合併する場合、アセチルコリン賦活と脳血流改善を図るのは当然の戦略です。しかし、アリセプトで効果が得られない時にサアミオンを併用すると興奮が高まってしまうことが多いです。この併用は陽性症状のないATDに限り、サアミオンも10mgに抑えたほうがよいです。

　アリセプトは、アリセプトレスポンダーならできるだけ長期間服用したほうがよいと思います。中止を考える時期は、高度な皮疹（下腿に多い）、てんかんの誘発、活動性胃潰瘍、食欲低下が改善しない時、1mgでも興奮を起こす症例、などです。皮疹は境界明瞭で限局性です（**写真4-1**）。蕁麻疹のようにびまん性に広がるということはありません。部位は片側下腿が多く、中には1.5年後に体幹に出た症例

もありました。5mgに増量した時に出ることが多く、用量依存性のことが多いので、5mgで出ても2.5mgは継続できます。特に臨床効果があって皮疹が出た症例では、低用量でも継続します。

　医療保護入院した患者が最も静穏になった時期の処方の組み合わせを調べると、アリセプトがどうしても合わなくて中止した患者が多く、抑制系薬剤の第二選択薬(テトラミド、ルーラン)で制御されるパターンが多いです。医療保護入院中、3カ月以内に「グループホームか自宅で看てもらえる状態」にできる薬剤を見出すのが病院スタッフの目標となります。

文献
・中村祐, 岸本年史:多発性の小梗塞(ラクナ)を伴ったアルツハイマー型痴呆に塩酸donepezil, ibudilastの併用療法が著効きたした一例. 精神科治療学19 (8): 1017-1021, 2004

---

16. てんかんの対応

　ATDの1%はてんかんを起こします。さらに、アリセプトを服用していると2%に上昇すると米国では言われています。私の経験でも確かにそういう可能性はありますが、ほとんど軽度のてんかんです。

▼症例58　71歳女性　ATD＋透析　HDS-R 13

　1.5mgで19日後より妻に口答えしなくなった。2カ月後には記憶もかなり改善。3カ月後には妄想が増えたので、アリセプトは1.5mgのままでセレネース0.75mg(夕)を追加。4カ月後にてんかんが起きたのでアリセプトを0.75mgに減らし、デパケンR 100mg(朝)を開始してセレネースを中止。5カ月後、倦怠感を訴えるのでアリセプト2.5mgを1.5mgに減量。アリセプトの増量は無理と考えて0.85mg程度にサアミオン1錠を追加したところ、8カ月後記憶が改善した。11カ月後アリセプトを2mgに増量すると妄想が増えたので、1.5mgにセレネース0.375mg(夕)を加えたところ、落ち着いた。〈Dp#511(1.5mg)〉

解説：

　透析患者には、アリセプトおよびすべての向精神薬を少なめに処方して様子を見るのがよいと思います。

▼症例59　　78歳男性　　ATD＋SCI　HDS-R 17

　落ち着きがなく易怒なのでアリセプトを1.5mgで開始。1カ月後、何も問題がなかったので2.5mgに増量。その1カ月後に自発性も記憶もかなり改善。中等度改善（前頭葉・側頭葉機能）。しかし初めててんかんを起こした。そこでアリセプトを2mgに減量してデパケンR 200mg（就寝前）を開始。〈Dp#1719〉

解説：

　てんかんが起きた時は、家族にこう説明します。「アルツハイマー型認知症自体、患者の1％がてんかんを起こします。アリセプトを飲んでいる患者は、てんかんの頻度が2％に上がります。軽症のてんかんなら抗てんかん薬を併用して、アリセプトを比較的少量で続けていくのがよいと思います。ご家族の希望があればアリセプトは中止します」と。しかし、ほとんどの家族はアリセプトの継続を希望されます。アリセプトは5mgしか選択肢がないと思っている医師だと、ここでアリセプトは中止になることでしょう。もちろん、アリセプト1mgでもてんかんが続くなら私でも中止にします。アリセプトによるATD進行抑制効果の最低必要量は1mgと考えているからです（DLBならそれ以下でも有効です）。

17. アリセプトの処方指針

　中野倫仁先生（北海道医療大学）は、アルツハイマー型痴呆研究会第5回学術シンポジウム（2004、東京）において、アリセプトの処方指針を**表4-2**のようにまとめました。

　アリセプトは表面上、患者の症状を改善させなくても処方すべきであることは臨床医として十分に理解しておきたいものです。しかし、アリセプトで陰性症状を起死回生に改善させようとするのは、正攻法ではなく、あくまでも陰性症状改善には興奮系（サアミオン、シンメトレル）も視野に入れ、中核症状にはアリセプト、という使い分けをして、「三振の多い長距離打者」よりも「打率の高い打者」を

表4-2 アリセプトの処方指針

1	アリセプト初期投与において、3～6カ月時点で臨床効果を確信できなくても、継続投与する価値はある
2	アリセプトの長期効果は、3年以上継続することが期待できる
3	重症例でも中核症状や陰性症状に対する改善効果が期待できる
4	アリセプトが著効を示す症例を予見することは、いまのところ不可能である

(中野倫仁:老年精神医学雑誌15増刊号: 53-59, 2004)

狙って処方していただきたいと思います。

　次に、認知症のほとんどが完治不可能な疾患ですが、アリセプトの著効例となると2年以上前の状態に戻るというイメージを持つのが臨床医の務めです。ただし、アリセプトの規定量(5mg)を漫然と処方する方法なら大失敗をするかもしれません。つまり、パーキンソニズムや陽性症状の増悪です。アリセプトの用量設定をこまめに行えないなら、アリセプトを処方しないでください。

文献
・中野倫仁:ドネペジルの継続投与についてどう考えるか．老年精神医学雑誌15増刊: 53-59, 2004

---

18. アリセプトの中止

　前頭側頭葉変性症(FTLD)にアリセプトは禁忌です。ひどく興奮させて患者もやがて疲れ切ってしまいます。もちろん介護者はそれ以上に疲弊します。**写真4-2**はピック病を病理背景とする意味性認知症(SD)ですが、アリセプト中止で顔つきがしっかりしました。

4 中核症状を治す

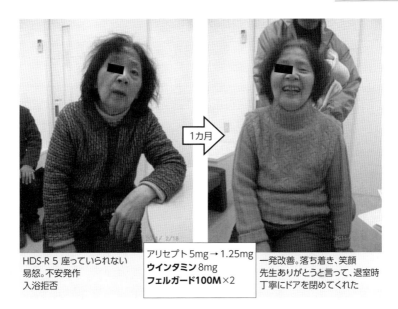

写真4-2 アリセプト禍で6年間不調だったSDとその回復

　アリセプトが害になっているのに、それを続けながらほかの薬を加えても、害は補正できません。例えばよくやる誤治として、アリセプト＋リスパダールという組み合わせがあります。まだパーキンソニズムの目立たない幻視中心のレビー小体型認知症（DLB）に処方するのですが、2種ともドパミン阻害薬なので、脳内ドパミン不足が潜伏しているDLBには最悪の処方となります。

　この場合、小刻み歩行になってきた時にリスパダールだけやめても元には戻らず、アリセプト中止が大原則です（**表4-3**）。多くの場合、薬を減らすということを行わず、アリセプトがパーキンソニズムを起こしていることを知らずに、これにL-ドパを足すのでたまったものではありません。妄想・幻視が増悪して入院騒ぎになるのです。

　日頃からDLB患者が来たらリバスタッチにしておくというコウノメソッドを守ってくれれば、このような医療費を無駄に使って患者を苦しめることは減るのです。

表4-3　ドパミン阻害薬の禁止疾患

強い順	パーキンソン病	レビー小体型認知症
ドグマチール	×	×
リスパダール	×	×
セレネース	×	場合によっては必要
アリセプト	×	少しなら可能

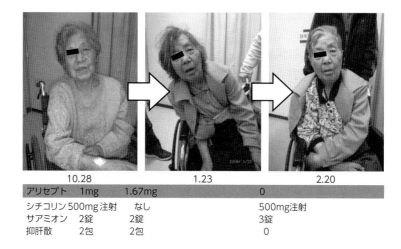

	10.28	1.23	2.20
アリセプト	1mg	1.67mg	0
シチコリン	500mg注射	なし	500mg注射
サアミオン	2錠	2錠	3錠
抑肝散	2包	2包	0

写真4-3　アリセプト増量時のDLBの悪化と回復

　ですからDLBにアリセプトの適応が通ったということは、大いに疑問なのです。海外ではパーキンソン病認知症（PDD）といえばリバスタッチが適応症、つまりパーキンソニズムを一番起こしにくいのはリバスタッチなのであって、これが正解です（**写真4-3**）。

　アリセプトは、適量投与が許されるなら中核薬4成分の中で一番優れた薬なのかもしれません。アリセプトをリバスタッチに代えたら記憶が落ちてしまったという症例も年に2人ほど出ます。切れ味（すぐに効いたと実感すること）も一番良いと思います。

ただし、私が言う適量というのは、0.5mg、1mg、1.67mgという非常に少ない量のことであって、この少量投与は現実として愛知県などではレセプトが通らなかった時代があり、今でも業者は警戒しています。開発者には無念なことだと思います。

このような低用量を提案する理由は、患者の高齢化です。ATDといえども高齢になると生理的にドパミンもセロトニンも低下傾向ですから、簡単に薬剤パーキンソニズムが起きます。

図4-5のように、絶妙のバランスで神経伝達物質同士のバランスが保たれている高齢者の大脳に、切れ味の良い純粋なアセチルコリンしか賦活しない物質、アリセプトが5mg以上投与されたら、おかしくなるに決まっているのです。アリセプトを継続するかどうかの判断は図4-6の4点でチェックしてください。1項目でもあればアリセプト中止です。

高齢者の外来では、毎回肘の歯車現象を調べるべきです。特にアリセプトを処方している医師の義務です（写真4-4）。

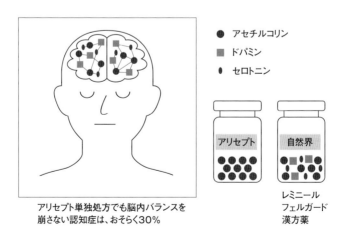

図4-5　神経伝達物質同士がバランスを保っている場所にアセチルコリン単独を賦活するのは不自然

> **4点チェック**
>
> ☐ 易怒なし
>
> ☐ 幻視・妄想なし
>
> ☐ 歯車様筋固縮なし
>
> ☐ 食欲あり

図4-6　アリセプト継続の判断
1項目でもアウトなら、アリセプトアウト（出てゆけ）

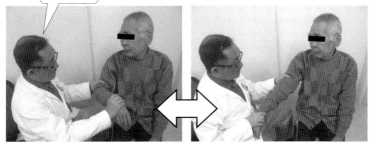

曲げる　　　　　　　　　　　伸ばす

写真4-4　脳内ドパミン欠乏を知る方法
患者の肘関節を他動的に屈伸させている時に、検者（医師）の左手に歯車のような抵抗を感じること。陽性なら脳内ドパミン欠乏。パーキンソン病かレビー小体型認知症である。
また、処方方針として、アリセプト、ドグマチール、リスパダール、セレネースは相対的禁忌。

19. レミニールの臨床

　レミニール（一般名ガランタミン）は、マツユキソウの球茎から抽出された薬物です。中核薬4成分のうち、唯一の自然由来の化学構造ですからアリセプトのようにアセチルコリンしか賦活しないという不自然な作用ではありません（**図4-6**）。

4 中核症状を治す

		胃全摘既往は禁忌
化学構造	中核薬の中で唯一、自然界に存在した化学構造なので アリセプトのような不自然さ（アセチルコリンだけを賦活）はない。 1年以降はアリセプトより成績が優れるので長く飲むことが大事。	

×	増量規定	4mg×2（朝、夕） → 8mg×2（朝、夕） → 12×2（朝、夕） 　　　　　　　　28日　　　　　　　　効果なければ

意識しすぎないように

推奨処方	4mg（朝）① →4mg×2→4mg×3　②　→8+12mg 　　　　　21日以上　 or 4 + 8mg　③ 傾眠を起こすので、不均等処方なら高用量は夕方に。 ナウゼリン10mgは少なくとも最初は必ず併用のこと。	12+12で効果 なければ、8+12 くらいに落として 長期処方。

万能
遅発効果

特性	言語機能改善作用が強いので意味性認知症への第一選択。 4-8mgでウインタミン併用なら半年後にピック病の人格改善も起きる。 ATDについては、長期戦に強い。アリセプトから切り替える時は アセチルコリン過剰で体調を崩すので5日休薬してから開始のこと。

図4-6　レミニール

　4成分のうち、レミニールのみ1日2回投与とされていますが、必ずしも従う必要はなく、1日1回でも3回（危険分散のため少量を3回という意味）でも結構です。
　ただし、最大の欠点は副作用として激しく吐き続けるというものがあります。アリセプトも吐き気は起きるのですが、ふつう吐くまでは至らないものです。レミニールは、ひどく吐いて寝たきりになってしまう高齢者もいますので、最大の注意を払いつつ導入します。
　アリセプトからのスイッチの際は、翌日から切り替えるとアセチルコリン過剰状態になるため、5日ほど休薬してから開始しましょう。
　具体的には、レミニール4mg内用液を2本（朝夕）処方しておいて、ナウゼリン（10mg）を併用します。最初の3日間くらいは、薬液を20%程度台所に捨ててから飲ませるといいでしょう。それでも気持ちが悪かったら、しばらく1日1回でもよいと説明しておきましょ

う。胃全摘の人には絶対に処方してはなりません。

　さて、レミニールにも増量規程があり、28日後に8＋8mgに増量しないと愛知県などはレセプトカットされていました。私は、新3成分においてそれを行わず40万点の報酬が認められませんでした。

　しかし、8＋8mgは食欲低下などで到底飲めない患者も多く、そこで考えたのがレミニール4mg内用液を4本処方しておいて、何本飲むかは患者個々にまかせるというやり方です。4mg錠を4錠処方すると8mg錠2錠より薬価が高くなるためカットのリスクが上がりますが、内用液はmg単位の薬価のため、同じ薬価ということでレセプトはカットされません。

　また、レミニールは3段階目の12＋12mgまで増量可能ですが、それは義務ではありませんし、12＋12mgで初めて効果が出た患者は1例も経験がありません。8＋8mgで効かなければ、その患者はレミニールが効かないと考えたほうがいいでしょう。

　ただし、海外では2年後に海馬萎縮が遅くなったというデータもありますし、後で効いてくる可能性のある薬ですから、不変でも1年継続でよいと思います。その間シンメトレルロケットやフェルガードの追加で効果を出す工夫をしてください。

　アリセプトよりレミニールを優先して使いたい病型は、混合型認知症、脳血管性認知症、前頭側頭葉変性症（FTLD）です。理由は、アセチルコリン欠乏だけではない病態にアセチルコリンしか賦活しないアリセプトが効くはずがないという理論と、海外データ、経験的なものからです。

　前頭側頭葉変性症（FTLD）のうち、ピック病ですが、本当は一番興奮性の少ないリバスタッチ（メマリーは別として）を使いたいのですが、貼られているという違和感やかゆみによってはがしてしまうケースがあるため、貼付薬はあきらめているというのが正直なところです。

　また、レミニールは側頭葉の局所脳血流を増やすのでSDにはもってこいだと思います。**写真4-5**はアパシーの重度SDに疎通性が改善

4 　中核症状を治す

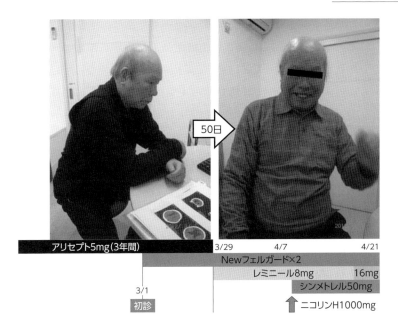

写真4-5　レミニールへの変更が重度意味性認知症を劇的改善
70代男性　HDS-R 0　語義失語　ピックスコア7.5

したケースです。

　レミニールの日本の窓口はヤンセンファーマで、主に精神科医を担当し、併売している武田薬品工業は同じ薬剤名で内科医を担当するという振り分けを行っているようです。

20. リバスタッチパッチ・イクセロンパッチの臨床

　リバスタッチパッチ・イクセロンパッチ（一般名リバスチグミン）は、唯一のパッチ製剤です。海外では内用でしたが、日本人には吐き気が強く出るので、徐放投与のためパッチ化することで厚労省の認可を得ました。

日本の窓口はノバルティスファーマであり、小野薬品工業が併売しており、国内のシェアは小野薬品工業のリバスタッチが上回っています。レミニールとは違い、両社の商品名は異なっています。
　リバスタッチは海外でパーキンソン病認知症（PDD）に適応が通っていたため、私は日本に入ってくる前からレビー小体型認知症（DLB）に最も合うであろうと予想していたのですが、まったくその通りでした（**図4-7**）。
　投与によって歩行が改善するというのは4成分ではリバスタッチの特性でしたから、DLB、PDD、進行性核上性麻痺（PSP）などに使うべき歩行セットは、リバスタッチ＋フェルガードで決定しました。
　そして、長年苦労してきたアリセプトの副作用から逃れ、DLBの3本柱は、認知機能にリバスタッチ、歩行にドパコール、幻視に抑肝散というトライアングルを構築できたのです（**図4-8**）。

		乾燥肌、アトピーは高率にかぶれる
化学構造	海外で内服薬もあるが、吐き気が強いため日本ではパッチにすることを条件に認可された。日本人は肌が弱いため35％がかぶれで脱落する。	
× 増量規定	4.5mg→　9mg→　13.5mg→　18mg 　　　　　1カ月 かぶれ以外の副作用で困ることは少ないが、高用量で易怒を起こす場合がある。	
推奨処方	効果が出る患者のほとんどは9mgまでである。効いたら増量してはならない。9mgでハイテンションになったらハサミで20％切り捨てる。 かぶれたら半分に切って2カ所に貼る。日頃からヒルドイドクリームを皮膚に厚塗りして乾燥を防ぎ、貼る20秒前にフルメタローションを塗るとよい。	
特性	かぶれさえなければ安心して処方できる薬。歩行能力が上がり、興奮性が少ない。稀に興奮、吐き気、傾眠を起こす。 CBD、PSPの場合は、2.25mgでの使用もあり。ピック病はかゆくなくてもはがしてしまうことがある。	万能 遅発効果

図4-7　リバスタッチ・イクセロン

4　中核症状を治す

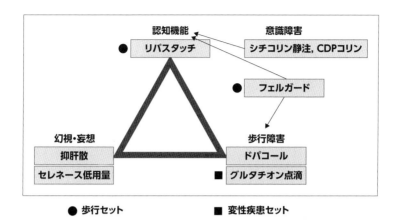

図4-8　レビー小体型認知症の治療薬トライアングル

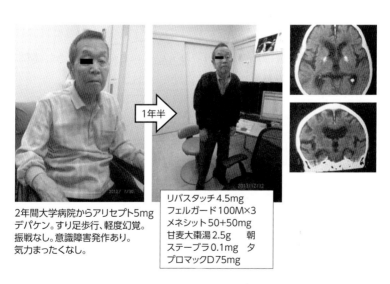

2年間大学病院からアリセプト5mg
デパケン。すり足歩行、軽度幻覚。
振戦なし。意識障害発作あり。
気力まったくなし。

リバスタッチ 4.5mg
フェルガード100M×3
メネシット50+50mg
甘麦大棗湯2.5g　朝
ステーブラ0.1mg　夕
プロマックD75mg

写真4-6　歩行可能になったDNTC
87歳男性　HDS-R 9.5

この中で、リバスタッチ＋フェルガードは歩行セットであり、それにグルタチオン点滴が加わったものが変性疾患セットです。これは認知機能が低下したあらゆる歩行障害患者、例えば筋緊張性ジストロフィー、FTDP-17などでも全例奏効します。
　このようにリバスタッチは中核薬4成分の中でも特異な位置にあり、認知症医療、神経内科には欠かせないものです。
　写真4-6はリバスタッチで歩けるようになった石灰化を伴うびまん性神経原線維変化病（DNTC）の患者です。なお、PSP、CBD、MSAの場合はリバスタッチ4.5mgでも奇異反応（かえって足が重くなる）が起きやすいため、2.25mgでの開始が推奨されます。
　リバスタッチは、心臓薬ニトロダームTTSなどとは異なり、ハサミで切っても内容が湧出しないパッチなので、患者に合った用量に切って使ってください。増量規程は9mgには上げないとレセプトカットされる自治体がありました。
　リバスタッチの欠点はかぶれるということです。局所だけでなく全身に皮疹が広がったら二度と使ってはなりません。局所なら足底に貼る、2カ所に貼り分ける、ローションを使う、12時間ではがすなどの方法で乗り切れます。
　リバスタッチは4成分の中で最も安心して使える薬です（**図4-9**）。

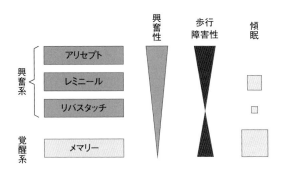

図4-9　4成分の性質
アリセプトは、歩行の最大の敵（薬剤性パーキンソニズム）
シェア75％

興奮性も歩行障害性も最も少なく済みます。多くの症例を積み重ねると、だいたい9mgで維持することが多いです。

21. メマリーの臨床

　メマリーは一般名メマンチンといい、4成分の中では異彩を放つ薬です。

　アセチルコリンエステラーゼ阻害薬ではないので、ほかの3成分と併用が可能ですが、使い方を誤ると治療が大きく後退します。つまり、認知機能が一気に下がり歩けなくなる患者もいます。

　ATDの場合、アリセプトは8mgで効かなければ10mgまで引き上げずに（副作用のリスクが高まるだけなので）、メマリー併用を開始します。メマリーは抑制系として使う手法もあり、易怒傾向のATDではこの併用はマッチする可能性があります。

　しかし、20mg（最高用量）で初めて効いたという患者は1例も経験がなく、朝5mg＋夕10mgを最高量としています。用法用量は1日1回ですが工夫が必要です。アリセプトは興奮系なので8mgの内訳は朝5mg＋夕3mgですが、メマリーは傾眠を起こすので15mgの場合は、朝5mg＋夕10mgがよいでしょう。

　発売当初は用法用量を守っていた私ですが、副作用でひどいことになりました。めまいで転んで鎖骨を折るというパターンが相次ぎましたし、気絶するほど眠くなる患者もいました。これは明らかに生命予後を短縮すると感じました（**図4-10**）。

　陰証の認知症の場合は、特にメマリーの併用は得策ではなく、中核薬に興奮系（シンメトレルロケット、サアミオン）や覚醒系（シチコリン静注、CDPコリン）を加えたほうが確実に変化が起きます。つまり高額な割にメリットがなく、プライマリケア医には予想のつかない弊害が待ち受けている印象です。

メマリーがきらっと輝く瞬間というのは、あらゆる抑制系が合わず副作用ばかりであるピック病に、起死回生に穏やかになる場合があります。ですから、覚醒度や認知機能を定期的にちゃんとチェックする態勢である医師なら処方してもよいでしょうし、私の感想としてはないよりはあったほうがよいと思う薬です。

　それはさんざん副作用を出し経験を積み、メマリーに想定外の副作用を生じさせない自信があるからです。なにより自費診療（フェルガード、グルタチオン点滴）に賛同しない家族には、中核薬2種でやっていくしかないからです。しかし、メマリーに無意識に手を出す前に、アセチルコリンエステラーゼ阻害薬にシンメトレルロケットなどの興奮系を足すという確実な方法を先に試してほしいと思います。

メニエル病、イレウス既往患者は禁忌

化学構造	中核4成分のうち、メマリーだけが別系統なので他剤と併用可能。グルタミン酸を動揺させるため、ドパミン天秤とのバランスを崩し重篤な傾眠を起こし認知症が悪化、めまいで転倒・骨折することも。
✕ 増量規定	朝夕いつ飲んでも構わない。 5mg → 10mg → 15mg → 20mg 4成分中最も危険な増量規程 20mgまで副作用なく飲める患者は3割しかいないと会社も認めている
推奨処方	5mg(夕)しばらくずっと処方① →効果なければ 5+5mg②か10mg(夕)。 →5+10mg③で効かなければ20mgに増量せずに1年以上様子を見る。

最終使用遅発効果

特性	アリセプトが効かない時に、他剤に切り替えるのも勇気がいる。そのような時にとりあえず併用できるというメリットがある。抑制系として使うという学会発表があるが、抑制するためだけにこのような使いにくい薬を気楽に出してはならない。ハイテンションにもなりうる

図4-10　メマリー

5 認知症の細密な分析と処方

1. 認知症の複合を診断する

　図5-1のように認知症の診断は、まず認知症と非認知症を鑑別し、その後病型鑑別を行います。ATDと診断するために各種のATD診断基準に照らし合わせるのですが、これが無力なことが多いです。その理由は、①高齢になるとアルツハイマーらしさが消えて基準に合わなくなる、②混合型認知症などの場合、ATDの基準からはずれてしまう、などです。そして、最近よく言われるのはATDに脳梗

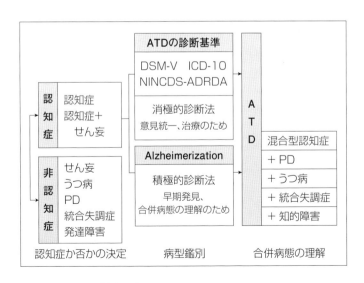

図5-1　認知症診断の手順

塞が合併しやすいこと、特発性正常圧水頭症（iNPH）にATDが4割も合併していること、PDにATDが15％合併していることです（**図5-2**）。

その合併頻度について認識してください。まず、シャント手術中の脳生検で、iNPH患者の41％にATD病変が見出されたという報告があります（Bech RA et al）。次に、臨床的にPDと思われていた患者を剖検した結果では、純粋なPDは約半数しかなく、ほとんど認知症にはなっていませんでした。合併した疾患としては、ATDが多く、PDではなくDLBだったケースも約15％ずつ見出されています（Jellinger KA）。ATDとPDの合併は偶然ではなく、αシヌクレインの点で共通点があることが指摘されています。

混合型認知症は、画像的に認知症を起こすに十分な規模の脳血管障害が存在（つまり脳血管性認知症）することに加え、臨床的にATDの症状が見られたり画像的にATDの証拠が見られたりすれば診断できます。当然、アリセプトが認知症進行抑制のための第一選択薬となります。

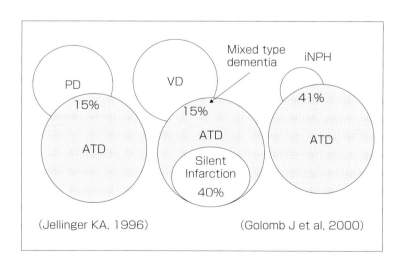

図5-2　認知症責任疾患の合併

典型的な混合型認知症は、画像的にびまん性虚血（ビンスワンガー型脳梗塞）にATDが合併したケースであり、脳卒中発作の既往は少なく、すり足歩行で10年以上の高血圧既往があります。尿失禁も見られやすいです。ハチンスキー虚血スコアは多くの場合、役に立ちません。

文献
- Bech RA, Juhler M, Waldemar G et al: Frontal brain and leptomeningeal biopsy specimens correlated with cerebrospinal fluid outflow resistance and B-wave activity in patients suspected of normal-pressure hydrocephalus. Neurosurgery 40: 497-502, 1997
- Jellinger KA: Dementia with Lewy bodies. Cambridge University Press, 1996

---

2. アルツハイマー型認知症のバリエーション

　ATDに認知症責任疾患が重複した場合、ATDの症状や画像所見が隠されてしまうことがあります。そのために、少ない情報でATDの存在に気づかなければなりません。例えば、ATDにNPHが合併すると意識障害のためにアルツハイマーらしい多幸が消えます。その場合は、CTに残されたATDらしさ（脳萎縮）の痕跡を探します。**写真5-1**のように頭頂部において、脳溝が太いのに短く終わっているのは、脳萎縮がNPHのために圧迫されており、NPH化する前にATDだったことを示しています。

　また、MRI冠状断で観察される海馬が、NPHの合併によって萎縮したように見えますが、シャント手術後に海馬が正常サイズにまで膨らんでいたらATDの合併ではありません（海馬の萎縮しないタイプのATDは別として）。海馬が萎縮したままならアリセプトを開始します。**写真5-2**で正常な海馬、**写真5-3**でATDにおける海馬萎縮とNPHの相対的海馬圧縮を確認しておいてください。

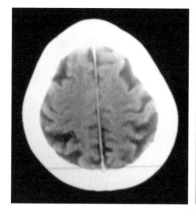
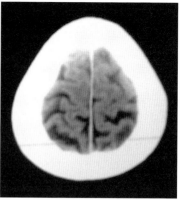

ATD

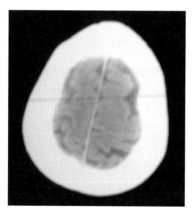
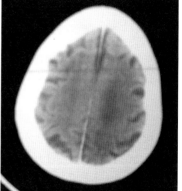

ATD+NPH

写真5-1　ATDがNPH化した時のCT頭頂部萎縮の所見
ATD：脳溝が切れ込んで均等に太い
ATD + NPH：脳溝が太いのに2cm以上は切れ込んでいない

5 認知症の細密な分析と処方

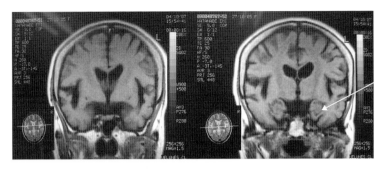

写真5-2　正常サイズの海馬（MRI所見）
77歳女性　ATD　HDS-R 26（頭頂葉萎縮）

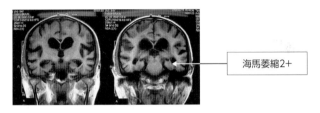

ATD　　　　　　　　　　　海馬萎縮2＋

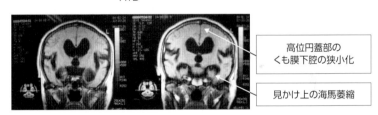

iNPH　　　　　高位円蓋部の
　　　　　　　　くも膜下腔の狭小化

　　　　　　　　見かけ上の海馬萎縮

写真5-3　ATDとiNPHのMRI冠状断所見比較
上：84歳男性　ATD　HDS-R 4
下：69歳男性　iNPH　HDS-R 11 → 26（シャント手術著効）

3. 認知症の複合を読んだ処方

　パーキンソニズム(特に小刻み歩行)を示す認知症や特発性正常圧水頭症(iNPH)はATDの合併を十分に意識したほうがよいです。こういった合併例は、当然アリセプト適応症となります。

　具体的に言いますと、ATDと診断されていた150例の病理組織診断では、33例(22%)がパーキンソニズムを来しうる疾患、ないし疾患の合併であったといいます(Joachim CL et al)。

　また、2004年にiNPHの治療ガイドライン(日本特発性正常圧水頭症研究会ほか)が出版されましたが、前述したように41%がATDを合併していたという報告が紹介されています。こういった合併例には、シャント手術までしなくても、専門医による髄液排除とアリセプト処方で歩行能力や自発性を保てることがあります。

表5-1　臨床的にATDと診断されていた150例の病理組織診断

病理診断	症例数	%	
ATD	96	64	
ATD + PD	14	9	
ATD + SCI	11	7	23
ATD + レビー小体	9	6	
ATD + 海綿様変性	1	1	
ATD診断基準にかなう症例	131	87	
PD	7	5	
VD	3	2	
黒質変性症 + レビー小体	2	1	
FTD	2	1	
PSP	1	1	
ピック病	1	1	
慢性脳髄膜炎	1	1	
加齢性変化のみ	2	1	
ATD以外	19	13	

(Joachim CL et al: Ann Neurol 24: 50-56, 1988)

5 認知症の細密な分析と処方

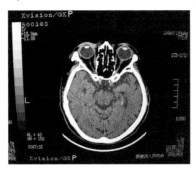

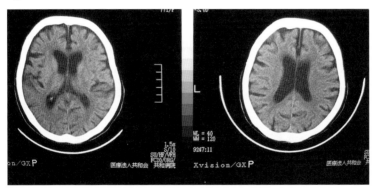

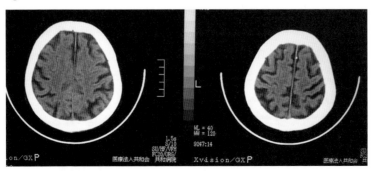

写真5-4 典型的なATDのCT所見
77歳　HDS-R 20

表5-2 病理学的にみたATD（水谷俊雄分類）

英 語 名	和 名	病理の特徴	病理の印象
ネオコルチカル・タイプ	びまん性病変群	新皮質全般で病変 ATD	老化とは非常にかけ離れたもの
リンビック・タイプ	側頭葉内側部病変群	海馬周辺の著明な病変 SDAT	老化の影響を多少受けている
プラーク・プレドミナント・タイプ	無萎縮群	老人斑は多いが萎縮が軽い	これが病気か？と疑いたくなるほど

（第35回臨床神経懇談会, 名古屋市厚生院, 平成9年6月6日）

　また、「ATDにおける血管因子」(de la Torre JC) についてはよく知られるようになりました。ATDの約4割は脳梗塞を合併しています。したがって、MRIで脳梗塞が観察されるというだけで脳血管性認知症 (VD) と判断せず、アリセプトが効を奏する可能性を常に考慮すべきです。

　『認知症ハンドブック①』では、主に臨床症状からATDを診断する方法を述べましたが、ATDに他疾患が複合した場合は、さすがに画像所見の手助けが必要となります。例えば、多発梗塞が存在しても病的な海馬萎縮が共存するなら混合型認知症と診断できます。それは、アリセプトを処方するという重大な決断の根拠となります（私は、脳血管性認知症にアリセプトを処方していません）。**表5-1**のように、ATDと思っていても解剖すると13％は誤診、23％はほかの疾患の合併があることを覚えておいてください。

　そこで、まずCT、MRIからATDの特徴を見つける方法をお教えしましょう。CTでのATD典型所見は、**写真5-4**のように①海馬萎縮、②側頭葉皮質萎縮（側脳室体部レベル）、③頭頂部皮質萎縮の3点です。しかし現実には、これらのうち2点しか揃っていないATD患者は多いです。1点だけの患者もいます。**表5-2**の水谷俊雄先生の病理分類をご覧ください。ATDでもほとんど正常範囲の萎縮しかない

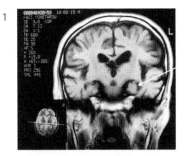
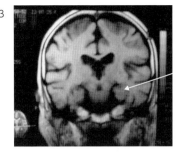
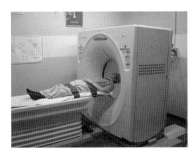

写真5-5　MRI冠状断による海馬萎縮度比較

1　海馬萎縮　2+
　　76歳　ATD　HDS-R 5

2　海馬萎縮　3+
　　74歳　ATD　HDS-R 0

3　海馬萎縮　0.5+
　　82歳　PD　HDS-R 26

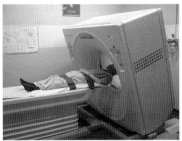

OMラインに沿った一般撮影角度　　　　Jobstらの方法

写真5-6　CT一般撮影とJobst法の撮影角度の違い

患者(プラーク・プレドミナント・タイプ)もいるのです。

　次に、海馬萎縮を判断する方法をお教えしましょう。海馬萎縮度は、MRIでは**写真5-5**のようにT1強調画像の冠状断で観察しやすいです。CTのOMラインに沿ったスライスでは、海馬が半分しか観察できませんので、Jobst KA et alの方法(**写真5-6**)のようにスライ

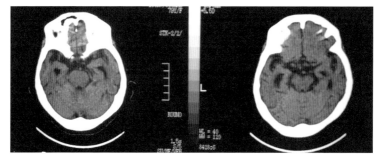

一般撮影

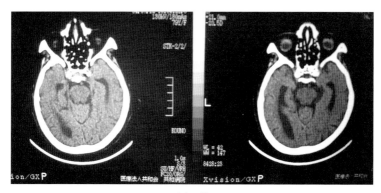

Jobst法

写真5-7　CT一般撮影とJobst法の比較（海馬）
79歳女性　ATD　HDS-R 8　海馬萎縮 2+　Dp#1515

ス面を20度前傾させて撮影します。すると**写真5-7**のように海馬と平行したスライスが得られ、海馬の全景が出ます。スキャン面が移動できない装置の場合は、患者の頸部を20度後屈することになります。ATDが合併していないNPHでも海馬が小さく見えますが、それは髄液の圧迫によるもので、シャント手術をすると海馬は膨らみます。海馬が膨らまない場合は、ATDの合併と考えてアリセプトを処方してください。**写真5-8**(2例)のように片側優位な激しい海馬萎縮は、FTD(ピック病を含む)を考えましょう。

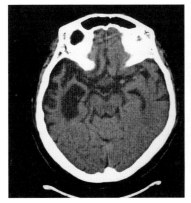 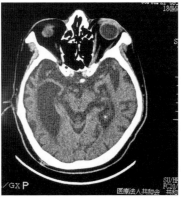

62歳女性　HDS-R 3　　　　　69歳男性　HDS-R 0

写真5-8　FTD診断の有力な所見 〜片側優位の高度海馬萎縮〜

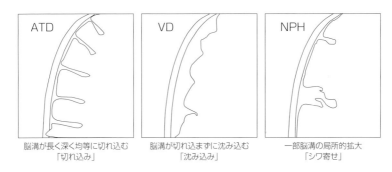

図5-3　ATD、VD、NPHにおける大脳皮質萎縮のCT画像上の相違点

　次に②側頭葉皮質萎縮ですが、**図5-3**のように、脳溝が深く(長く)均等に切れ込むのがATD、皮質表面が沈み込んでいるのが虚血性の萎縮(VD)、一部脳溝の局所的拡大がNPHの決め手になります。

　私がATDの画像診断で最も普遍的だと考えているのが、③頭頂部の萎縮です。ほとんどのATD患者には、この所見が見られます。OMラインに沿ったCTスライスで、最上スライスと1cm下のスライス(**写真5-1**、再掲)から2cm以上の脳溝を数えるとATDは平均14本、正常高齢者は7本です。10本以上の場合、ATD的な萎縮と言えます。

文献
- Joachim CL, Morris JH, Selkoe DJ: Clinically diagnosed Alzheimer's disease: autopsy results in 150 cases. Ann Neurol 24: 50-56, 1988
- 日本正常圧水頭症研究会，特発性正常圧水頭症診療ガイドライン作成委員会：特発性正常圧水頭症診療ガイドライン．メディカルビュー社，大阪，2004
- de la Torre JC: Cerebral hypoperfusion, capillary degeneration, and development of Alzheimer disease. Alzheimer Dis Assoc Disord 14(Suppl. 1): S72-81, 2000
- Jobst KA, Smith AD, Szatmari M et al: Detection in life of confirmed Alzheimer's disease using a simple measurement of medial temporal lobe atrophy by computed tomography. Lancet 340: 1179-1183, 1992

4. レビー小体型認知症の対策

　生命予後が悪い認知症は、混合型認知症とDLBです。前者は認知症疾患の重複であり、後者はATD以上にコリン系伝達が不良だからです（Tiraboschi P et al）。両者は認知症に占める頻度も高く15％、10％です。つまり認知症の1/4は予後が悪くて、アリセプトでしか予後の延長はできません。

　しかし、後者の場合は薬剤過敏性があり、アセチルコリン系の賦活がドパミンとのアンバランスを惹起して歩行困難を増悪させることがありますので、1mg単位で微調整し抗パーキンソン病薬（特にペルマックスとの相性が良い）の併用が必要となる場合もあります。それさえ注意すれば、DLBの認知機能改善は目を見張るほどです。

　図5-4でレビー小体型認知症の病理を理解してください。レビー小体が脳幹部だけに見られるのがPD、レビー小体が大脳にも分布した場合がDLBです。ATDとの移行型も存在するようですが、プライマリケア医がそこまで知る必要はなく、使用する薬もアリセプトしかないので、その用量さえ間違わなければ、病理が何であれ患者を改善させることはできます。

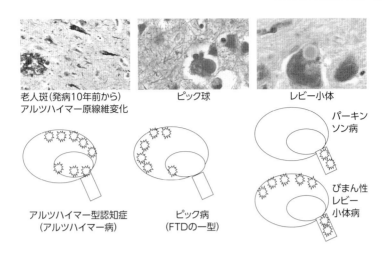

図5-4 大脳変性疾患の病理組織とその分布

　PDは近年、抗パーキンソン病薬によって平均寿命に肉薄するほど長生きできるようになりました。高齢化したPDは認知症化率も上昇しますが、病理報告では純粋なPDは認知症の原因とはならず、ATD、脳梗塞の合併やDLBが認知症化するのであって、PD自体は認知症にはならないと報告されています。ですから、PDが認知症化したら確率的にはATD合併かDLBの可能性が高く、アリセ

表5-3 レビー小体型認知症（特にびまん性レビー小体病）

注目される理由	頻度が高い(日本でATD2.5人に対し1人) コリン賦活薬が著効することが多い ケアが重要(転倒しやすく早期に寝たきりに)
疫　学	遺伝性がなく男性に多い(2:1) 　老年期の男性認知症を診る時には、必ず本症を思い浮かべる必要がある
臨床症状	認知機能　　　記憶低下というよりも注意力散漫、認知機能の変動、幻視 錐体外路症状　動作緩慢、典型症状はない

（森　敏〈松下記念病院神経内科〉：CLINICIAN no.537, 2005）

プトを0.75～2.5mg程度処方する必要があります。

DLBの特徴を**表5-3**にまとめました。転倒はＡＴＤの10倍ですからケアが重要で、抗パーキンソン病薬による歩行の改善、尿ＮＴxで骨粗鬆症（Cr換算値で41以上）ならダイドロネルなどの処方義務もあります。わが国は、大腿骨骨折の手術に年間500億円（介護費用を合わせると1,500億円）を使用していることを認識してください。

DLBの患者さんの様子を**写真5-9**でご覧ください。体幹が左右に傾斜している、動作が緩慢、医師の目を見ない、こういう高齢者はDLBです。

さて、アリセプト1mgでの著効例を紹介しましょう（**写真5-10**）。

▼**症例60**　58歳女性　DLB　HDS-R 9

精神科医からうつ病と診断されていた。動作緩慢で体幹がやや傾斜していた。初診時にDLBとわかったので抗うつ薬を1種中止し、アリセプト1mgを開始。1.5mgでは多いと感じたからである。1カ月後、歩行が速くなり笑顔が見られたのでHDS-Rを再施行したところ26.5（+17.5）に上昇していた。家族によるとアリセプト開始3日後から、かなり自発性、記憶、歩行速度が上がったとのこと。中等度改善（前頭葉・側頭葉機能、運動機能）。

初診から5カ月後、前医が誤診していたことに不信感があった夫が、別の総合病院神経内科へセカンドオピニオンを求めた。脳血流シンチが施行され、後頭葉血流の低下が有意だった。この医師はアリセプトを3mgに増量し、その10日後に当院で3回目のHDS-Rを行ったところ、27であった。夫によると1mgの時よりさらに良くなったという。〈Dp#1504〉

次はアリセプト0.75mgでの著効例です（**写真5-11**）。

▼**症例61**　77歳女性　DLB　HDS-R 13

大量の抗うつ薬が処方されていた。目がうつろで動作緩慢。DLBと判断し、アリセプト1.5mgを処方した。遠方（関東地方）なので3カ月後に来院してもらうことにした。3カ月後、笑顔が見られ歩行が速くなっていたのでHDS-Rを施行。25（+12）に上昇していた。家族に聞くと、実際はアリセプトを処方の半量（0.75mg）しか飲ませていなかったとのこと。私のホームページを見て、

5 認知症の細密な分析と処方

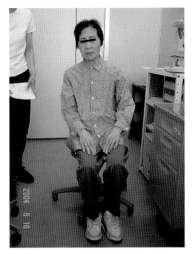
右に傾斜

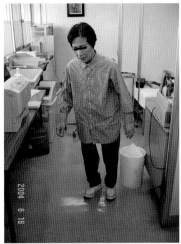
両手を広げて小刻み歩行

写真5-9　DLBの体幹傾斜と歩行障害
76歳女性　HDS-R 6　時計描画検査 0.5　積み木検査 0　Dp#986

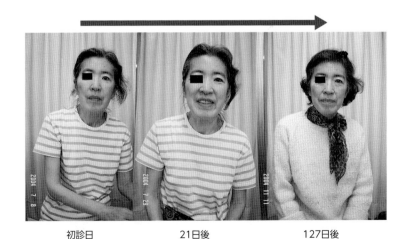

初診日　　　　　　21日後　　　　　　127日後
HDS-R 9　　　　　HDS-R 26.5　　　　HDS-R 27
　　　　　　　　アリセプト1mg　　　アリセプト3mg

写真5-10　アリセプト1mgで著効を示したDLB

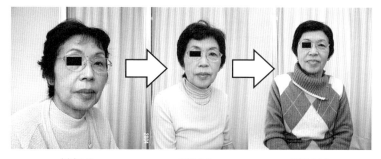

2004.6	2004.9	2004.12
HDS-R 13	HDS-R 25	HDS-R 27
ルボックス75mg	アリセプト0.75mg(6/29〜)	アリセプト0.75mg
レキソタン20mg	レキソタン10mg	レキソタン10mg
トリプタノール10mg	トリプタノール10mg	トリプタノール10mg

写真5-11　抗うつ薬を減らしてアリセプト0.75mgで著効のDLB
77歳女性　Dp#1507
アリセプト2週間後から自分が強くなって幻覚に気づいた。要介護2から一人暮らし可能に。

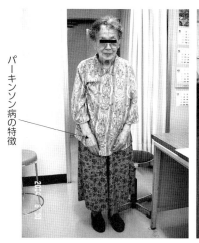
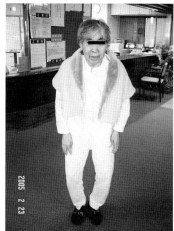

パーキンソン病の特徴

パーキンソン病　　　　　　レビー小体型認知症

写真5-12　自然肢位における両手の位置と形

DLBではアリセプトが多いと小刻み歩行が悪化しうることを知っていた家族の判断だった。私の指示通り、前医が処方していたルボックス75mgを中止、レキソタン20mgを10mgに減量、トリプタノール10mgは継続としていた。改善は0.75mgを服用開始した20日後、本人は「自分の精神力が強くなって、幻覚を見ていたことに気づいた」と言ったという。アリセプトは1.5mgに増量してよいと助言した。その3カ月後、3回目のHDS-Rで27となり、要介護2から自立生活が可能になった（独居生活）。〈Dp#1507〉

解説：

　この症例に抗うつ薬は不要です。ゆっくりと減らしていきましょう。DLBはPDとATDの混合したような症状を呈すると言われますが、典型的なPDとはかなり異なります。小刻み歩行ではなく動作緩慢です。**写真5-12**のようにPDは両手を前に固定していますが、DLBはそのようなことは少ないです。

　薬剤性パーキンソニズムとの鑑別はMIBG心筋シンチで可能です。この検査は、糖尿病による自律神経失調の検出に利用されています。MIBGが心臓のノルアドレナリン受容体と競合することを利用して、心臓にMIBGが取り込まれない患者が、PD、DLBです。取り込まれるのは正常者、ATD、薬剤性パーキンソニズムです。心臓への取り込み度は、心臓／上縦隔比（H/M比）で表現され、施設によって多少異なりますが、Taki J et al によるとカットオフポイントは1.89くらいです。**表5-4**では、PDと薬剤性パーキンソニズムの違いを確認しておいてください。

表5-4　PDと薬剤性パーキンソニズムの鑑別

	PD	薬剤性パーキンソニズム
症状の進行	緩徐（半年～年単位）	急速（数週）
症候の左右差	あり	なし
振戦	静止時	なし 姿勢・活動時
口舌部ジスキネジア	初期にはなし	初期から見ることあり
精神・運動症状	初期にはなし	精神・運動不活発になることあり

（山本悌司：日内会誌92(8): 1467-1471, 2004を改変）

DLBは最もH/M比の低いグループに入りますので、PDともかなり鑑別がつきます。H/M比が1.3以下ならDLBを考慮します。抗パーキンソン病薬を服用していても取り込みに影響されませんが、抗うつ薬は影響します。私は最近この検査をしていません。臨床症状でDLBがわかるようになったからです。若い医師は、脳血流シンチよりも有意義なMIBG心筋シンチをオーダーして、DLBとは何か、研鑽を積んでください。そして高額な検査をした責任上、必ずその患者を治してください。

　私の経験ではDLBへのアリセプトの有効用量は、最低で0.75mgです。私は2004年の福井市医師会での講演終了後、ある勤務医から「先生の講演のようにアリセプトは1.5mgというような少量で効果がある患者はかなりいます。いままでそのことをほかの医師に話す勇気がなかったのですが、これで自信が持てました」とコメントをいただきました。アリセプトがATD以上にDLBでよく効く理由は、皮質のシナプス後ムスカリン性受容体が比較的保たれているからと考えられています（McKeith I et al）。

　アリセプトは発売されて18年も経つのに、いまだに「規定量」（5mg）を守らなければならない空気があったのは、いったい誰のせいなのでしょうか。他の抗精神病薬にはないことなのですが。増量規程があるために、DLBの第一選択はリバスタッチにせざるを得ませんでした。

　DLBは幻視を特徴としますが、それを消すためにセレネースを処方すると首垂れや体幹傾斜を起こしやすいですから、アリセプト低用量で幻視が消えるかどうか試してみましょう。PDとATDの合併例に対するアリセプト、抗パーキンソン病薬の用量設定もDLB同様に行います。

　鳥取大学統合内科医学からの報告（狭間ら）では、DLB患者（72歳女性）にセロクエル50mg、少量のアリセプト（0.75mg）で有効だったといいます。この論文には、私が言及しているアリセプトの「前期興奮」と「後期興奮」が観察され、アリセプトを増量できなかった経緯

も示されています。DLBの特徴である「薬剤過敏性」はセロクエルにもアリセプトにも共通であり、いずれも少量で経過を観察したことが処方の成果に結びつきました。セロクエルで拒絶症が、アリセプトで認知機能の変動が解消されたといいます。

　セロクエルは、他の抗精神病薬が引き起こす錐体外路症状を緩和する作用があることが推定されています。辻らは、セロクエルとセレネースを併用していた統合失調症患者が糖尿病を持っていたことから、緊急安全性情報に従い途中でセロクエルを中止した症例を2例報告しています。いずれもセロクエル中止によって錐体外路症状が増悪しました。

　セロクエルが抗コリン作用を有さないという点のほかに、D_2受容体に対する比較的弱い親和性、$5-HT_{2A}$受容体遮断作用、$5-HT_{1A}$受容体刺激作用により、併用中の抗精神病薬による錐体外路症状を軽減しうると考察されています。DLBの精神症状を消す目的でFernandez HH et alは、11例にセロクエルを投与して10例で部分的ないし完全な消失を得ました。

　第3回DLB国際ワークショップでは、錐体外路症状を起こしにくいセロクエルが推奨されました(小阪)。むしろParsa et alは11例でセロクエル25〜300mgを投与し、6例で運動機能が改善したとさえ報告しています(悪化はなし)。錐体外路症状、パーキンソン症候群、パーキンソニズムの違いは、**図2-5**(p.34)で確認しておいてください。一般医はパーキンソニズムと言っておけば間違いないと思います。

　DLBの薬剤過敏性(姿勢異常)がよくわかる症例を示しましょう。

▼**症例62**　79歳女性　DLB　HDS-R 14.5
　初診時の診断は、ATD ＋ 原因不明のパーキンソニズムとしていた。当時私はアリセプトを3mgで開始していたが、この症例は慎重に1.5mgで開始した。しかし体幹バランスが悪くなったため、1.5mgを隔日投与(平均0.75mg)に

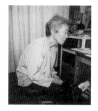 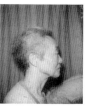 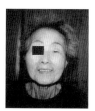

| 2001.9.19 | 2001.10.17 | 2002.3.6 | 2002.12.18 |

写真5-13　レビー小体型認知症に見られた首垂れ現象
79歳女性　HDS-R 14.5　H/M比＝1.21

減量し、メネシット200mgを追加。初診から4カ月後、アリセプト減量によって前傾、振戦は減少。しかし幻覚が1日中見られるという。そこでアリセプトを1.5mg毎日に増量したところ、幻覚は減少した。初診から8カ月後、妄想を消すために処方したセレネースを中止したことで首垂れが改善し、表情が若返った（**写真5-13**）ことから、ATDではなくDLBと確信した。

　動作が緩慢になり、「死にたい」と言った時期には、カバサールは幻覚がすぐに増悪し、シンメトレルで元気が出た。初診から1年後にアリセプトを2mgに増量。その4カ月後にMIBG心筋シンチを行い、H/M比が1.21という極めて低い値でDLBが証明できた。〈Dp#669〉

解説：

　この4枚の写真は貴重な資料になると思います。一番古い写真が最も老けていると感じませんか。パーキンソニズムを起こす病態（ドパミン減少）は、まさに「早老症候群」を起こすと思います（甲状腺機能低下もです）。

　DLBのうち、体幹傾斜や歩行障害の強い症例の場合、アリセプト投与は抗パーキンソン病薬とのバランスをとるのが難しく、なかにはその「黄金比」を見つけるのに半年もかかった場合があります。私は、当時まだまだDLBの処方に不慣れだったのです。

▼**症例63　78歳男性　家族性DLB（兄弟例）　HDS-R 10　（表5-5）**

　初診時 ATDと思っていた。アリセプト1.5mgを処方し、2週間後の外来で歩行が遅くなったというのでアリセプトを休止した。その2日後から歩行が

5 認知症の細密な分析と処方

表5-5　症例63　DLB（兄弟例）の処方と経過（78歳男性　HDS-R 10）

月日	5/12	5/26	6/23	7/11	8/4	9/1	9/29	10/27	12/1	1/5	2/9
認知症			悪化		改善		悪化	改善 悪化		改善	改善
パーキンソニズム		改善			改善	悪化	改善	悪化	悪化		改善
ペルマックス（μg）	100	100	100	150	150	150	150	150	150	200	200
シンメトレル（mg）	50	50	50	50	50	100	100				
ネオドパストン（mg）							100				
アリセプト（mg）			1.5	1.5	2.5	1.5	2	1	1	1	1

10/27　目の力が出て自我がはっきりしてきたが幻覚が悪化

元に戻った。そこで、ペルマックス100〜150μg（家族が加減）を併用しながらアリセプト1.5mgを再開。その1カ月後自発性が少し改善したとのことで、2.5mgに増量した。その3週間後アリセプト2.5mgでは動作が遅くなることを確認し、ATDではなくDLBであることを確信した。アリセプトは細粒2mgに減量してネオドパストン100mgを追加。しかしネオドパストンは合わなかった。

初診半年後、アリセプトは1mg、ペルマックス150μgで目つきがしっかりしていた。最終的には、アリセプトはどうしても1mgでなければならず、ペルマックス200μgで最も認知機能も歩行も良好な状態となった。〈Dp#1259〉

解説：
　その後、3歳違いの弟も来院されました。弟はアポE 4/3で脳出血（どうもアミロイドーシス）の既往があるもののATDと診断していました。そのことで、前述の兄もATDなら2人はFAD（家族性アルツハイマー病）なのではないかと考えていた時期もあります。なぜなら、一方がDLBで一方がATDということは考えにくかったからです。弟はHDS-R 3で、その後車椅子使用となり入院しています。いま考えると2人ともDLBなのだと思います。

▼**症例64　72歳男性　DLB　HDS-R 15　メール相談（東北から）**

「父は72歳で3カ月前にパーキンソンの症状が出て入院しています。検査の結果、レビー小体型認知症と診断されました。パーキンソンの薬を飲めばせん妄が出て、認知症の薬（詳細不明）を飲めば体が硬くなり、なかなか合う薬がない状態です。デパスが処方されて2週間後から本当に痴呆がひどくなり主治医に相談したところ、アリセプト3mgが処方されました。しかし、飲んで間もなく、明らかな幻視が出て、胃がむかつき、食欲がなくなってしまいました。いま

まで素直に飲んでいたデパスまで拒否するようになり、主治医は副作用が強いならアリセプトを中止すると言いますし、本人もアリセプトはパーキンソンがひどくなると言って拒み始めています。河野先生はホームページで、アリセプトは量を減らしてでも続けたほうがよいと解説されていますが、どうすればよいでしょうか。」

解説：

　この症例は、アリセプトがドパミン系とアセチルコリン系のアンバランスを起こすこと、DLBが薬剤過敏性を持つことをよく表しています。アリセプトを1mgにしてみることを助言しておきました。

▼症例65　78歳女性　DLB ＋ SCI（アポE 3/3）　HDS-R 18.5

　初診から4カ月後のMIBG心筋シンチでH/M比が1.29と大変低くDLBに相当していたが、当初は混合型認知症 ＋ PDと考えていた。その時点でアリセプト1.5mgを開始。2週間後より目つきや行動がはっきりしてきた。軽度改善（前頭葉機能）。アリセプトを2.5mgに増量し、メネシット200mg、シンメトレル50mgを併用していた。その翌日から怒りっぽくなり体のバランスを崩すようになったので3週間後の外来からアリセプトを1.5mgに戻した。初診から2年後、アリセプト細粒4mgで維持され、メネシット200mg、シンメトレル50mg、ペルマックス100μgを併用。動きがかなり良い。中等度改善（運動機能）。しかしその7カ月後、大腿骨頸部骨折で入院となった。〈Dp#1083〉

解説：

　DLBはATDの10倍転倒しやすく、ケアの面でも注目されている疾患です。

▼症例66　77歳男性　DLB　HDS-R 10

　アリセプト1.5mgを開始したところ歩行が悪くなったと電話があり、中止したところ2日で治った。ペルマックス100〜150μgを家族に加減させて、アリセプトも休薬してよいという条件で1.5mgを継続。その1カ月後から自発性が出てアリセプトを2mgに増量。念のためネオドパストン100mg追加。初診から7カ月後、アリセプトの維持量は1mgであり、軽度改善（前頭葉機能）を続けていた。ペルマックス150μgを200μgに増量。その1カ月後、自発性も歩行も最高の状態になった。著明改善（前頭葉・運動機能）。〈Dp#1259〉

文献
- Tiraboschi P, Hansen LA, Alford M et al: Early and widespread cholinergic losses differentiate dementia with Lewy bodies from Alzheimer disease. Arch Gen Psychiatry 59: 946-951, 2002
- Taki J, Nakajima K, Hwang EH et al: Peripheral sympathetic dysfunction in patients with Parkinson's disease without autonomic failure is heart selective and disease specific. Eur J Nucl Med 27: 566-573, 2000
- McKeith I, Del Ser T, Spano P et al: Efficacy of rivastigmine in dementia with Lewy bodies: a randomised, double-blind, placebo-controlled international study. Lancet 356: 2031-2036, 2000
- 狭間玄以, 楠見公義：レビー小体型痴呆症に伴う精神症状に少量のQuetiapineおよびDonepezilが有効であった1例．精神医学 46(3): 265-270, 2004
- 辻敬一郎, 堤祐一郎, 田島 治：Quetiapineとhaloperidolを併用中の統合失調症においてquetiapineを投与中止したことにより錐体外路症状の増悪を認めた2症例．精神科治療学19(9): 1127-1132, 2004
- Fernandez HH, Trieschmann ME, Burke MA et al: Quetiapine for psychosis in Parkinson's disease versus dementia with Lewy bodies. J Clin Psychiatry 63: 513-515, 2002
- 小阪憲司：レビー小体型痴呆症．老年精神医学講座；各論（日本老年精神医学会編）．ワールドプランニング, 東京：39-50, 2004
- Parsa MA, Greenaway HM, Bastani B et al: Treatment of psychosis in patients with Parkinson's disease and dementia (Lewy body disease variant) with quetiapine [abstract]. Neurology suppl.3: 451-452, 2000

5. パーキンソニズムの制御

　パーキンソニズムを持つ認知症患者の錐体外路症状の原因としては、**表5-6**のものを考える必要があります。こういった患者のADLを保持しながら周辺症状を減らし、なおかつ認知機能を改善していく処方というのは、多くの経験がないとできないと思います。

　しかし患者の動作が早くなり、笑顔がよみがえり、妄想が消えた時、家族の喜びは何ものにも代え難い臨床医の貴重な経験となりま

表5-6 認知症とパーキンソニズムを合併した患者の種類と特徴

頻度順	認知症 責任疾患	パーキンソニズム 責任疾患(薬剤)	疾患の特徴と 第一選択薬(初回処方量)
1	DLB	DLB	リバスタッチ4.5mg ドパコール50mg×2
2	各種認知症	薬剤	ドグマチール、セレネース、リスパダール、セロクエルなどの原因薬剤を中止
3	ATD	PD	リバスタッチ9mgかレミニール4mg×2 ドパコール25mg×3
4	脳血管性認知症	多発梗塞	サアミオン3錠とシンメトレル100mg (陰性症状の場合)レミニールも試す
5	NPHとATDの合併	NPH	髄液排除(22〜30mL)をして経過を見て、1カ月後からリバスタッチ、シンメトレルロケット開始

す。プライマリケア医は守備範囲を守ることが大切ですが、近隣にセカンドオピニオンを求められる専門医がいない場合もあるでしょう。専門医に自分の処方をチェックしてもらい、患者が改善していく経過を目撃することができれば一番良いのですが、この本でもそのような仮想体験ができれば幸いに思います。

　私が診ているパーキンソニズムを持った患者は全員が認知症です。ですから神経内科に来院するPD患者(非認知症)とは少し違うようです。どうも純粋なPDへの処方は私の患者には「強すぎる」という印象があります。つまり、医学書に書かれたPDへの処方を真似すると、嘔気などの副作用が出やすいのです。そこで、認知症とパーキンソニズムの合併した患者にはドパコールが第一選択です。ドロップアウトが最も少なく改善率が高いからです。

歩行を改善させる

▼症例67　75歳女性　ATD + PD　HDS-R 20.5

　初診時小刻み歩行は目立たなかったので、アリセプト1.5mgとセレネース0.75mgを処方。しかし3日目から歩けなくなってしまった。そこで7日後から

アリセプトとセレネースを中止してシンメトレル100mgを開始。その2週間後の外来でパーキンソニズムは改善。PDであることが明確となったのでペルマックス50μgを追加。アリセプト再開は保留とした。〈Dp#1498〉

▼**症例68**　79歳女性　ATD＋PD＋甲状腺機能亢進　HDS-R 22

アリセプト1.5mg開始して3週間は生き生きしてとても調子が良かったが、次第に足が前に出なくなり、夕方だけ体が震える、左手が冷たくなる、目がつり上がるという症状が発生。初診から2カ月後にMIBG心筋シンチを行い、H/M比が1.64と低かったのでPDの存在を確定し、アリセプト2.5mgにメネシット200mgを試した。その3週後の外来でメネシットが幻覚を誘発した疑いがありメネシットを100mgに減量してシンメトレル50mgを開始。その1カ月後、メネシットはなしより100mgのほうが動きが良いが200mgにすると目がちらつくという。その1カ月後、ペルマックス100μgを加え、アリセプトは5mgを継続。初診から半年後吐血し、胃カメラにて胃潰瘍を発見。アリセプト休止とした。〈Dp#1041〉

▼**症例69**　86歳女性　ATD＋PD　HDS-R 21

アリセプト1.5mgで開始。1カ月後に2.5mgに増量。その5週間後、記憶が少し良くなったが、振戦が出現。右第1指にpill-rolling tremorがあり、幻覚はない。PDの存在を確信し、アリセプトは2.5mgのままでシンメトレル100mgを開始。その6日後、ふらつくとのことでシンメトレル中止。MIBG心筋シンチでH/M比が1.65と低かったのでPDを確定した。アリセプトは2.5mgを継続した。〈Dp#1048〉

▼**症例70**　85歳女性　ATD＋PD＋CSH　HDS-R 7.5

アリセプトを1.5mgで開始。1カ月後までにかなりの自発性が改善し顔に張りが出た。中等度改善（前頭葉機能）。2回軟便になったというので1.5mgを継続。その半年後、アリセプトを2.5mgから3.75mgに増量。シンメトレルで動作が速くならなかったので中止してペルマックス100μgとルシドリール3錠を開始。その4カ月後、アリセプト5mgで自発性がかなり改善されておりHDS-Rは10.5に上昇。定期CTでCSH（慢性硬膜下血腫）が合併していたがADLには影響していなかった。その5カ月後のCTでCSHがやや増えていたが、アリセプト5mg、ルシドリール、サアミオンで表情が大変豊かであり、食欲もエンシュア・リキッドで増強した。〈Dp#1262〉

▼症例71　75歳女性　ATD＋PD　HDS-R 12

　パーキンソニズムが観察されたので、アリセプトは1mgで開始。1カ月後動作が遅くなったので、アリセプト細粒を0.8mgに減量して、シンメトレル100mg、メネシット1錠を追加。その1カ月後、受け答えが大変良いとのこと。中等度改善（前頭葉機能）。しかし後方突進が続いており、メネシット100mgで翌日頭がふらつくとのことだったので、いったん休薬して再開させた。その1カ月後、メネシット200mgに増やすと振戦は減るが脚力が落ちるとのこと。初診から5カ月後、アリセプト1.6mgで自発性がやや良好。メネシット350mg、シンメトレル100mgにペルマックス100μgを追加した。その10日後、両肘の屈曲が治った。その1カ月後、アリセプト1mgを維持し、ペルマックス100μgで筋力が増強した。〈Dp#999〉

6. ペルマックスの興奮作用

　抗パーキンソン病薬が患者を興奮させることがあるでしょうか。あります。

▼症例72　69歳男性　DLB　HDS-R 13

　最初にアリセプト3mgを処方したが、合わなくて3回飲んだだけで中止。その後1年間来院しなかった。1年後、アリセプト1mgで再開。2.5mgで幻覚が消失した。アリセプトを再開して2.5年後にATDの診断をDLBに変更。動作が遅くなったので、アリセプトを5mgから2.5mgに減量し、ペルマックス100μgを開始したところ怒りっぽくなり、ペルマックスを中止した。〈Dp#644〉

7. パーキンソン病治療薬の使いこなし

　コウノメソッドでは、DLBでも耐えられる安全なPD治療薬に絞って推奨しています。この作業に10年以上かかりました。副作用（主に幻視）で困っているDLBに前医が処方していたPD治療薬を減らしていく作業を続けていくうちに、必要な薬が絞られました。

Mucuna pruriens（八升豆）	アーユルベーダ（インド伝承医学）　dopaを豊富に含有する大豆科の豆。近年インターネットなどで販売されている
アトロピン	を主分とするベラドンナアルカロイド（Ordenstein, 1867）
抗ヒスタミン薬	
抗コリン薬	（トリヘキシフェニジル：アーテン、1949） ×　6mgを2年以上使用でアルツハイマー変化が強まる（Perry EK, 2003） ○　朝2mgで夕方まで効いてくれる（水野美邦, 2013）
アマンタジン	効く人と効かない人の差がはっきり出る。中等度以上のPD30％に使用。近年、大量（300-400mg/day）がジスキネジアに効果があることが知られている。（Schwab RS, 1969）
L-dopa配合薬	（Birkmayer, 1961）➡ウェアリングオフ、ジスキネジアが問題視
ドパミンアゴニスト	➡麦角アルカロイドの心臓弁尖肥厚が問題視
メマリー	抗PD作用がある➡傾眠、コストパフォーマンスが問題

図5-5　パーキンソン病治療の歴史
（アクチュアル脳・神経疾患の臨床　パーキンソン病と運動異常（高橋良輔専門編集），中山書店，2013）

　それがメネシット、ペルマックス、マドパー、ドプス、ビ・シフロール、シンメトレル、アーテンだけです。ほかは使わないように指導しています。これだけで全員治せるはずです。

　いろいろな議論がありましたが、初めて使うPD治療薬はドパコール（メネシットの後発品で50mg錠がある）です。稀にメネシットが合わない患者がいて、マドパーを使います。

　ドパミンアゴニストは心臓弁尖肥厚より傾眠のほうが危険との判断で、ペルマックスに決定しています。ビ・シフロールはレストレスレッグスにのみ使用許可していますが、前医が処方して合っているなら継続として結構です。ドプスは、昇圧と足の踏み出しに使います。多系統萎縮症の昇圧には結構必要です。

　シンメトレルはジスキネジアの治療にも使えますので、幻視・妄

想が誘発される寸前の用量で処方します。アーテンは流涎（よだれ）のためだけに使います。1回2mgの半錠を2回投与です。

　参考までに、パーキンソン病治療の歴史を図示します（**図5-5**）。

6 アルツハイマー型認知症以外の認知症

1. 特発性正常圧水頭症への内科医の関わり

　病歴やCT所見から特発性正常圧水頭症（iNPH; idiopathic normal pressure hydrocephalus）と思われたら、髄液排除を行います。

　ATDとiNPHの合併が疑われた場合は、リバスタッチ・レミニール処方とともに定期的に髄液排除を行うことになります。また、髄液排除をしなくてもNewフェルガードLAやシンメトレル100～150mgだけで表情や歩行が改善する症例もあります。

▼症例73　62歳男性　NPH＋ATD　HDS-R 15

　写真6-1のように車椅子で来院。精神科は「うつ病」、内分泌内科は「糖尿病性神経障害」と診断していた。ケアマネジャーの勧めで当院初診。CTではNPHであることが容易にわかり、シンメトレル100mgで立ち上がれるようになった。2週間後、髄液30mLを排除。翌日から重い頭痛が生じ初日は寝込むほどだった。徐々に歩けるようになり、3週間で杖なしでスタスタ歩けるようになった。しかしHDS-Rの上昇（24）には3カ月かかった。念のため、アリセプト1mgを開始。その後、歩行と記憶が良いのに尿失禁が出現。今度は頭痛が起きないように髄液22mLを排除。尿失禁は消えた。〈Dp#1647〉

解説：

　髄液排除は『特発性正常圧水頭症診療ガイドライン』では、30mLと書かれていますが、若い患者では少し多すぎるかと思います。22～25mLにしておいたほうがよさそうです。髄液排除でまず歩行が改善し、その後認知機能が上昇することはガイドラインにも書かれてあります。なかなか認知機能が上がらなくても、すぐにATDの合併とは判断できません。髄液を排除しても、画像上、脳室が小さくなるわけではありません。

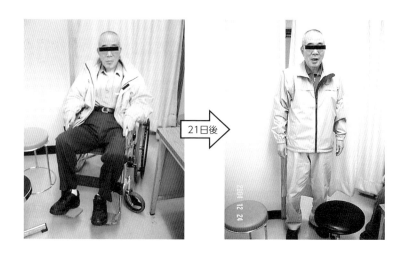

写真6-1　髄液30mL排除で劇的に歩行が改善したiNPH
症例73　62歳男性　iNPH + ATD　HDS-R 15　シンメトレルでも効果があった。排除後頭痛が起きたが、ロキソニンで症状はとれ、減少していった。〈Dp#1647〉

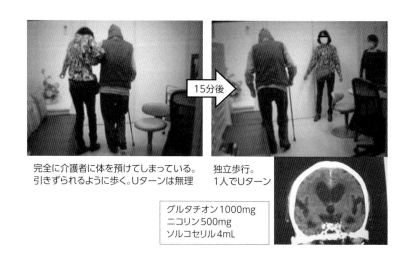

完全に介護者に体を預けてしまっている。
引きずられるように歩く。Uターンは無理

独立歩行。
1人でUターン

グルタチオン1000mg
ニコリン500mg
ソルコセリル4mL

写真6-2　グルタチオン1000mgで体幹機能、歩行が改善したNPH患者
86歳男性　前頭側頭葉変性症（FTLD）+ NPH　HDS-R 5

写真6-2はシャント手術が失敗し、グルタチオン1000mgなどの点滴で15分後に歩行が改善したNPH患者です。

文献
・日本正常圧水頭症研究会,特発性正常圧水頭症診療ガイドライン作成委員会：特発性正常圧水頭症診療ガイドライン,メディカルレビュー社,大阪,2004

---

2. 前頭側頭型認知症治療の試み

　前頭側頭型認知症（FTD）の治療は困難を極めます。いまだにエビデンスに基づいた組織的で有効な治療法は報告されていないそうです（Litvan I）。

　陽性症状を制御する薬の種類と用量が設定されたら、レミニール4mg（開始規定の1/2）を試すことがあります。

　FTDやVD（ビンスワンガー病）の陽性症状にルボックス・デプロメールが奏効した報告が見られます（西川ら、小田原ら）。池田学先生は、ルボックス・デプロメールは、ほとんど副作用を出現させることなくFTLD患者の常同行動を軽減できるとおっしゃっています。FTLDとはFTDを含んだ前頭側頭葉変性症（注4）のことです。

　FTD患者の前頭葉ではセロトニン受容体数が減少していることから、セロトニン再取り込み阻害薬の効果がアメリカで検討されています。選択的セロトニン再取り込み阻害薬（SSRI）のパキシル（パロキセチン）などの3カ月間の投与で、脱抑制（がまんできないこと）が9例中6例、衝動が7例中4例で改善したと報告されています（Swartz JP et al）。

　『認知症疾患診療ガイドライン2017』では、FTDの周辺症状に処方すべき薬が明確に述べられています。それによると、ベンゾジアゼピン系薬剤や高用量の神経遮断薬は副次作用が多くて避けるべきで

す。神経遮断薬を使う場合は、少量のリスパダールか少量のジプレキサが、他薬より良いとのことです。

　行動障害には、抗うつ薬のデジレル・レスリン、攻撃性には抗てんかん薬のデパケンR、テグレトールが使われることも紹介されています（Fava M）。なお、ジプレキサは、高血糖が誘発されて昏睡で死亡した例があることが警告されています。デジレル・レスリンは相対的セロトニン再取り込み阻害薬でFTDの反響・反復行動を鎮めたとされています。

【注4】･･
　変性症では前頭側頭葉、認知症では前頭側頭型と使い分けます。

　FTDではドパミンD_2受容体結合能が低下していることから、パーロデルが保続などの行動異常を改善するという報告もありますが、ガイドラインでは「お勧め度C」にされています。

＊ちょっと説明します
「ルボックス」アッヴィ／「デプロメール」Meiji Seika ファルマ

一般名	フルボキサミンマレイン酸塩
カテゴリー	抗うつ薬
内　容	選択的セロトエン再取り込み阻害薬（SSRI）：ほかにパキシル、類似薬としてトレドミン（SNRI）がある
標的疾患	うつ病・うつ状態、強迫性障害、社会不安障害
認知症に奏効する理由	脳内のセロトニン量を増加させるだけでなく、ドパミンやアドレナリンを伝達物質とするカテコルアミン系の機能を間接的に抑制するらしい。
副作用	錐体外路症状、眠気、ふらつき、吐き気など
併用禁止薬	セレギリン塩酸塩等
剤　型	25mg錠　50mg錠　75mg錠

「デパケン」　協和発酵キリン

一般名	バルプロ酸ナトリウム

カテゴリー	抗てんかん薬
内　容	脳内GABA(ガンマアミノ酪酸)、ドパミン濃度を上げて脳内の抑制系を賦活することによりけいれん発作を抑制するらしい。
同種同効薬	セレニカR、ハイセレニン、バレリンなど

文献
- Litvan I: Therapy and management of frontal lobe dementia patients. Neurology 56(Suppl 4): S41-45, 2001
- 西川 隆, 池尻義隆, 正木慶大ほか: 前頭側頭葉変性症におけるBPSDの薬物治療. 分子精神医学3: 85-86, 2003
- 小田原俊成, 小阪憲司: フルボキサミンがBPSDに有効であった痴呆症例をめぐって. 分子精神医学3: 83-84, 2003
- 池田 学: 痴呆にみられる精神症状・行動異常(BPSD)の薬物療法. 老年精神医学雑誌15増刊: 79-87, 2004
- Swartz JR, Miller BL, Lesser IM et al: Frontotemporal dementia: treatment response to serotonin selective reuptake inhibitors. J Clin Psychiatry 58: 212-216, 1997
- Fava M: Psychopharmacologic treatment of pathologic aggression. Psychiatr Clin North Am 20: 427-451, 1997

　さて、ここまでが初版に書いたことです。その後、私はピック病にはウインタミン・コントミンが圧倒的に良いという発見をしました。

　クロルプロマジンには、ウインタミン細粒とコントミン錠があります。薬価が非常に安いため製造中止のおそれがあるほどです。小著『ピック病の症状と治療』(フジメディカル出版, 2013)で詳細は書きましたが、ピック病への平均使用量は1日25mg、意味性認知症には8mgでした。

　前頭側頭葉変性症(FTLD)というくらいですから、前頭葉と側頭葉はセットで萎縮します。初期から陽性症状が目立つ患者はピック病、最初のうちは語義失語(相手の言葉の意味がわからないこと)だけなら意味性認知症と呼ぶのが慣例ですが、いずれ両方の症状が揃

います。その場合、どう呼ぶかは医師次第ですが、ピック症状も語義失語も軽い患者は、前頭側頭葉変性症（FTLD）と呼ぶのが正しいでしょう。

さて、ピック病は4大認知症（**写真6-3**）の中で最も治療効果がはっきり出る認知症です。なぜならピックセットを確立できたからです。ピック病の陽性症状を制御できる医師は、陽性症状マスターと言えます。どの程度陽性症状が強いかは、ピックスコアの高さでわかります。このスコアについては他書を参照ください。ピックスコアが4点以上ならFTLDである可能性は90%です。

FTLDの頻度は、ちゃんとFTLDを診察できる医師の外来においては15%です。仮に病理基盤がATDだとしても生前ピックスコアが高い患者には絶対に第一選択としてウインタミン・コントミンを推奨します。この威力は300人を超すコウノメソッド実践医によって確かめられています。

欠点は5%で肝障害が起きることです。用量依存性ではないので、4mgでも起きる可能性はあります。しかし食欲は落ちない程度で、採血しないとわからない程度で推移します。肝障害パターンは、胆汁うっ滞型と肝細胞障害型と2種類出ます。比率は3：7です。

ピックセットは、ウインタミン＋フェルガード100Mですが、見違えるほど改善し性格まで良くなり介護者を感激させます。このように劇的に改善するのですが、それが何年も続くという保証はなく、やはりATDよりも進行は早く、若い患者だとあるアパシーに陥って、歩かなくなります。改訂長谷川式スケールは7からいきなり0になるという感じです。

ただ、SDになると10年近く絶好調を続ける症例もあり、フェルガードは確かに長期戦に強いとの印象があります（**写真6-4**）。SDの中核薬はレミニールを第一選択とします。後から効いてくる点もあるので、1年2年と長く服用してもらうために副作用を出さない工夫が必要です。開始や増量の時は必ずナウゼリン10mgを併用しましょう。

6 アルツハイマー型認知症以外の認知症

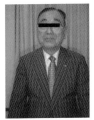
アルツハイマー型
44%

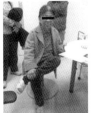
ピック病
前頭側頭葉変性症
16%

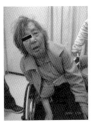
レビー小体型
22%

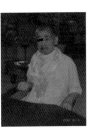
脳血管性
10%

その他 8%

写真6-3　4大認知症

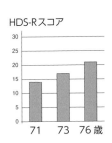

2009.5
呆然とし、訝しげ、顔色不良

5.5年

2014.10
明るく「本当に良くなった」と自分から言う

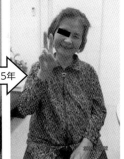

Newフェルガード LA 1/2×2
アリセプト 2.5mg
ワイパックス(0.5) 2錠

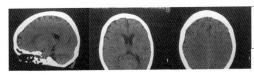

写真6-4　5年半で改善してきた意味性認知症
76歳女性　意味性認知症　HDS-R 21.5（遅延再生6/6）

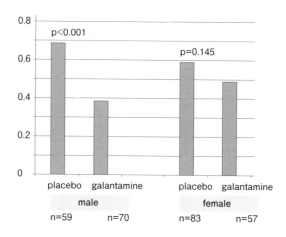

図6-1 レミニールの海馬萎縮抑制効果
(Scheltens et al: Rate of brain atrophy over 24 months in galantamine- vs placebo-treated Subjects. 9th International Conference on Alzheimer's Disease and Related Disorders 2004)

　愛知県などはかつては8＋8mgに増量しないとレセプトをカットしてきましたので、4＋4mgないし4mgで開始し、28日後には4mg内用液を4本処方しておいて、実際に何本飲むかは介護者に決めさせます。傾眠も興奮も起きうる薬ですから、傾眠が出たら夕方1回投与にします。

　ATDの場合だと、2年服用にて海馬萎縮を阻止した作用が有意差をもって(男性のみ)証明されています(**図6-1**)。

　写真6-5は、語義失語が点滴療法により15分で改善したSD患者です。グルタチオンは、抗酸化作用だけでなく、神経伝達の根源に関わっている可能性があります。

　このようにピック病は、下手にアセチルコリンを補うと爆発的に陽性症状を悪化させ、アリセプト炎上などと専門医に呼ばれています。逆にアリセプトで異様なほど怒り出したら、その患者はATDではなくピック病ではないかと気づくきっかけにすべきでしょう。

　ですから、ピック病の場合、保険薬だけでは中核症状は治らないので、自費でサプリメントを購入し、改善率を70％に上げることがで

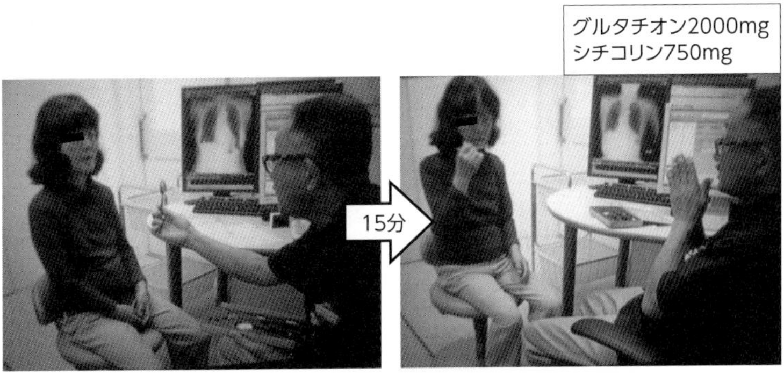

6　アルツハイマー型認知症以外の認知症

グルタチオン2000mg
シチコリン750mg

15分

スプーンの意味すらわからない
HDS-R 7
桜って何? と言う

点滴後、スプーンの使い方を思い出した。
拍手する著者

写真6-5　点滴療法が著効した重度意味性認知症
66歳女性　意味性認知症　HDS-R 7

きると説明しています。費用の心配のある家族には、3カ月試して効かなければやめればよいと説明しています。

　真に有用なサプリメントは、積極的に患者に情報提供すべきであると医師の倫理規定に書かれてある通りです。そして、国会でも以前から院内でサプリメントを販売することは許されていることが確認されており、保健所等が勘違いして規制したりしないようにという通達も出されています。

　このように、ピック病はATDと誤診されてアリセプトを投与された場合は最悪の結果を生む疾患である一方、ピックセットの確立によって最も治しがいのある疾患にできたのです。

　急激に進行しうるという意味でピック病とDLBを制御できる医師こそが、認知症の名医と呼ばれる権利を手にします。コウノメソッドではすでにこの2疾患の対応は完璧に近い手法を確立しており、専門書が出ています。

　前出の**図4-9**(p.86)は中核薬4成分の副作用特性です。最も興奮性と歩行障害性を持った薬がアリセプトであり、ピック病には禁忌、

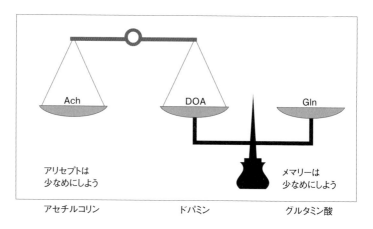

図6-2 ドパミンにまつわるダブル天秤の理解

DLBには原則禁忌と考えるのが多くの患者を診てきた専門医の常識です。唯一のメリットは、傾眠は起こさないということです。まさに興奮系であり、少量投与ができれば切れ味の良い、いい薬のはずでした。

認知症が何もわからないという医師なら、リバスタッチがバランスの取れた一番安全な薬です。しかし35%に皮膚のかぶれを起こすため、フルメタローションやピュアバリアを塗ったところに貼る、足底に貼る、2カ所に貼り分ける、12時間ではがしてしまう、などの方法をとります。

メマリーは、近年抑制系として使えるという学会報告が増えており、逆に言えば認知症が悪化する可能性を持ちます。傾眠は非常に強く、原則夕方処方が望ましいでしょう。

1週間ごとに5mgずつ増やすという規定はまったく噴飯ものの無理なものであり、10mg程度で維持するのがよいと思われます。ほかの3成分と併用できるというメリットがありますが、重症化した時に使うほうが良い点が見出せます。ただし、急に悪化した場合はメマリーをやめると非常に回復するケースが多いです。ですからメマ

リーは、一種の賭けです。

　なお、いかなる抑制系にも副作用ばかり出てしまってうまく鎮静化できないピック病を、劇的に鎮静化できることが稀にあります。グルタミン酸を揺さぶる作用ですから、ドパミンとの天秤（**図6-2**）の傾きによっては、患者がハイテンション・幻覚を起こすこともある奇妙な作用を示し、5mg単位での絶妙な調整をしないかぎり使いこなせない難しい薬です。

　治らないと、結局アリセプト10mg＋メマリー20mgのフルドーズになってしまうのが現行のルールですが、臨床はそれほど単純ではありません。

　私の経験では、アリセプトは8mgまで、レミニールは8＋8mgまで、リバスタッチは13.5mgまで、メマリーは15mgまでであきらめて、ほかには興奮系としてシンメトレルロケットを追加したほうが、はるかに改善率は期待できますし、フェルガードとグルタチオン点滴の自費でのFG療法に患者が賛同してくれれば、地域で最も高い改善率を示す医師になれることは間違いないでしょう。

文献
河野和彦：レビー小体型認知症 改訂版 , フジメディカル出版 , 2014
河野和彦：ピック病の症状と治療 , フジメディカル出版 , 2013

---

3. 脳血管性認知症の治療

　VDの第一選択はレミニールでしょう。長期的にはアリセプトより良い成績が海外で出ています。

　VDの中核症状を治しうる薬剤の中にアリセプトも挙げられます。脳血管障害がコリン系の白質線維を傷害して認知機能を低下させているなら（Swartz RH et al）、アリセプトは無効ではないでしょう。現にVD剖検脳ではアセチルコリン濃度が低下していると報告されており、臨

床試験でも有効性が認められているからです(Wilkinson D et al)。

そうなると、アリセプトが効果を示した患者はATD、混合型認知症、DLBだとは言い切れません。それでも私の経験上、画像上多発梗塞がある認知症患者がアリセプトで中等度以上の改善をした場合は、やはりVDではなく混合型認知症なのだろうと考える習慣がついてしまっています。幸か不幸か、私の専門外来ではVDを診る機会が激減していて、VDにアリセプトが著効を示すかどうかについてはよくわからないというのが正直なところです。

陰性症状主体のVDには、やはりサアミオンが第一選択、つまりアリセプト、レミニールより打率は高いと考えています。これでは中核症状の治療とは言えない、と思われるかもしれませんが、VDの場合は変性性認知症と違って中核症状と周辺症状が密接にリンクしていて、やる気が出れば認知機能も上昇するものです。海外の二重盲検試験で有用性は確認されています(Herrmann WM et al)。脚力向上を狙う場合も適応です。

シンメトレル100〜150mgが有効な症例が散見されることは昔から経験されてきたことです(大友ら)。VDに小刻み歩行が出てきたような症例では、特に試すべきです。幻覚が出る場合があるので、シンメトレル150mgでも効果が確認できない場合は、シンメトレルは増量せずに他薬に切り替えます。

グルタチオン点滴は、変性疾患だけでなくVDの歩行も改善させます。**写真6-6**のようにワイドベースの患者はVDかNPHの可能性が高いので、いずれにしてもグルタチオン点滴やシンメトレルロケットは歩行に貢献するでしょう。これらの患者は肘の筋固縮は鉛管様のはずですが、もし明確に歯車様筋固縮であって小刻み歩行であるなら、ドパコールチャレンジテストも行います。

コウノメソッドにおけるパーキンソン病(PD)治療薬の第一選択はメネシットですが、先発品の最低用量は100mgであるため、初めて服用させる時には吐き気のリスクがあり、後発品ドパコールの50mg錠が便利です。

6 アルツハイマー型認知症以外の認知症

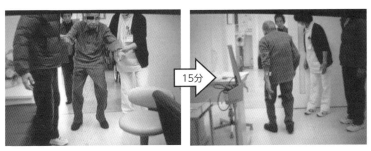

写真6-6　グルタチオン1000mgで改善した脳血管性認知症の歩行
84歳男性　脳血管性認知症　HDS-R 12.5

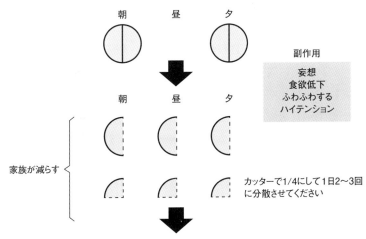

図6-3　歩ける薬「ドパコール」の取り扱い

それでも純粋なPDでないこれらの患者や進行性核上性麻痺（本来はPD治療薬では治せない患者群）では、25mgでのスタートが安全です。その際家族には、副作用が出たらすぐに半分にカットするよう説明書を渡しておきます（**図6-3**）。

文献
- Swartz RH, Sahlas DJ, Black SE: Strategic involvement of cholinergic pathways and executive dysfunction: Does location of white matter signal hyperintensities matter? J Stroke Cerebrovasc Dis 12: 29-36, 2003
- Wilkinson D, Doody R, Helme R et al: Donepezil in vascular dementia: a randomized, placebo-controlled study. Neurology 61: 479-486, 2003
- Herrmann WM, Stephan K, Gaede K et al: A multicenter randomized double-blind study on the efficacy and safety of nicergoline in patients with multi-infarct dementia. Dement Geriatr Cogn Disord 8: 9-17, 1997
- 大友英一，笹生俊一，荒木五郎ほか：脳血管障害の各種精神症状に対するSymmetrel（Amantadine hydrochloride）の薬効；Placeboを対照とした多施設二重盲検法による調査. Clin Eval 12: 321-367, 1984

4. 脳血管性うつ状態の治療

老年期うつ病と言われていた患者の大脳には、MRIで脳血管障害が高頻度に観察されることから、vascular depressionという概念が1997年に提唱されました。うつ状態には抗うつ薬を処方と考えがちですが、基底核に病変のある患者は、抗うつ薬によってせん妄や薬剤性パーキンソニズムが起きやすいとされています（Figiel GS et al, Fujikawa T et al）。

脳血管性うつ状態に対する第一選択薬は、あくまでもサアミオンです。サアミオンに反応しなかった時、うつ状態が重篤な場合に初めて抗うつ薬を考えてもよいでしょう。

アスピリンがVDの認知機能を改善するというアメリカの報告がありますが（Meyer JS et al）、重要なものとは思えません。認知症

の治療は、それほど甘くはありません。

　サアミオンの次に考えるのは、プレタール、イチョウ葉エキスの併用です。シンメトレルロケットの併用も可です。「不定愁訴」には、プライマリケア医の使える薬としてワイパックス、ウインタミンなど追加してはいかがでしょうか。

　コウノメソッドで推奨しているサプリメントには、フェルガードのほかにプロルベインDRがあります。前者は変性系、後者は虚血系に効くという位置づけではありますが、プロルベインDRのうつ状態に対する改善率の高さに注目する医師もいます。これは、脳血管性に限らずすべてのうつ状態が標的症状となっています。改善するメカニズムは不明です。

　松崎らは、20〜70歳代のうつ病初発1,000例にプロルベインDR 120〜800mg/日を摂取してもらい、その結果約80％に改善を認めたとしています。これは、抗うつ薬よりも作用が早く、改善率も高いと言います。試行錯誤の結果、40mg（朝）＋80mg（夕）を開始量とすることで十分な改善が得られ、その後の増量でも効果の増強が観察されています。

　プロルベインDRは凍結乾燥ミミズ粉末を主成分とし、イカキトサン、田七人参、ルチンを配合したカプセルで、頸動脈プラークは半年で有意に退縮しますし（穴水）、末梢血流も改善します。その結果、即効的に肩関節周囲炎が改善したり、血圧も10日後には10mmHg程度下がったりします。糖尿病血管障害や閉塞性動脈硬化症の患者には必須であり、壊疽した第1趾を切断せずに完治させた症例もあります（**写真6-7**、小川説郎先生提供症例）。

　フェルガード、プロルベインDRともに、私や多くのコウノメソッド実践医が自分で服用しています。プロルベインDRの開発の経緯は、宮崎医大（当時）の美原恒教授の線溶系の研究から始まっており、その詳細は小著で解説していますが、臨床実験に30年を費やしています。

　多発ラクナ梗塞の患者は、動脈壁がもろくなっており、MRIで精

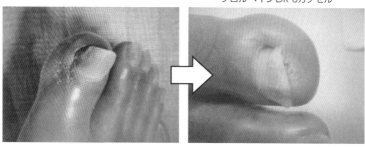

プロルベインDR 6カプセル

2014.3　足切断必要との診断を受ける。過去に2回程、慢性下肢動脈閉塞症のためカテーテルで広げたが壊死が進行して切断する予定であった

2015.3　完治

写真6-7　閉塞性動脈硬化症で切断予定の第1趾の病変がプロルベインDRで完治した症例
63歳男性　糖尿病　インスリン治療中（小川説郎先生提供）

密に観察すると微少出血も起こしているという報告がありますし、認知症患者はよく転倒するため、抗血小板凝集抑制薬だけで脳梗塞再発を抑え込もうとすると無理が生じます。そこで、85歳を過ぎたらプロルベインDRだけにするというのも一つの手だと思います。平均寿命に達した方々には合成された物質（西洋医薬）をなるべく撤退させ、自然抽出物だけでいくというのもいいのではないでしょうか。

　うつ状態とアパシーは鑑別が難しく、両方の合併もあり得ます。もしアパシーであるなら、シンメトレルロケットやシチコリン静注を試みましょう。この無為な状態を放置すると、食べない、動かない状態で死に直結していきます。

文献
- Figiel GS, Krishnan KR, Breitner JC et al: Radiologic correlates of antidepressant-induced delirium: the possible significance of basal-ganglia lesions. J Neuropsychiatry Clin Neurosci 1: 188-190, 1989
- Fujikawa T, Yokota N, Muraoka M et al: Response of patients with major depression and silent cerebral infarction to antidepressant drug therapy, with emphasis on central nervous system adverse reactions. Stroke 27: 2040-2042, 1996
- Meyer JS, Rogers RL, McClintic K at al: Randomized clinical trial of daily aspirin therapy in multi-infarct dementia. A pilot study. J Am Geriatr Soc 37: 549-555, 1989
- 松崎一葉ほか: うつ病状態に対する抗うつ薬とサプリの効果～最新1,000例の臨床症例を通して～. 第9回日本機能性食品医用学会総会, 2011.12
- 穴水聡一郎ほか: 凍結乾燥ミミズエキス含有サプリメントによる動脈硬化改善効果の検討. 第13回日本抗加齢医学会総会. 日本東洋医学雑誌 66: 275-281, 2015
- 河野和彦: コウノメソッド流 臨床認知症学. 日本医事新報社, 2015

5. 降圧薬の選択

　私は高血圧を有する認知症における血圧コントロールには、昔からバイロテンシンを第一選択にしています。安全で確実に降圧し中止例が少ないからです。

　Syst-Eur（シスターと発音する）は、欧州で行われたCa拮抗薬による心疾患・脳卒中のイベント抑制効果を追跡調査した研究です（Forette F et al）。 Multicentre trial on the treatment of isolated systolic hypertension in the elderly in Europe の略で、60歳以上の収縮期高血圧患者で認知症のない2,418人が脳血管障害試験に参加しました。うち、実薬群は1,238人で第一選択薬がバイロテンシン10mgで、40mgまでを増減しました。

　平均2年の追跡期間で認知症が32人に発病し、うちATDは23人でした。知能検査スコア（MMSE）は実薬群で降圧とともに不変な

いし軽度改善し、ATDの発病予定数を有意に下回りました。SHEP試験ではサイアザイドが認知症予防に失敗しているため、ATD予防効果はCa拮抗薬のみに存在するものと推定されています。ATDではβアミロイドがニューロン内のCa濃度を上昇させ、神経毒に対する感受性を高めている可能性があります。そこで、Ca拮抗薬がこれを阻止して神経細胞死を減らしているのかもしれません（小原）。しかし、起立性低血圧を起こした高齢者は、Ca拮抗薬は中止してください。

　最近、東北大学からACE（アンジオテンシン変換酵素）阻害薬とATDの関係について興味深い報告がなされました。コバシルでATDの進行が遅れたというのです。コバシルは局所脳血流を増やして軽度脳卒中既往者の脳梗塞再発予防に貢献しますが（Hatazawa J et al）、ATDにも関わったのです（Ohrui T et al）。

*ちょっと説明します

　「バイロテンシン」　田辺三菱製薬

　　一般名　ニトレンジピン
　　徐放性Ca拮抗薬。ジェネリック医薬品は16種あり、5mg錠の薬価は、9.7円ないし8円と大変安価に設定してある。副作用はほとんどない。

　「コバシル」　協和発酵キリン

　　一般名　ペリンドプリルエルブミン
　　ACE阻害薬。副作用は空咳。

文献
- Forette F, Seux ML, Staessen JA et al: The prevention of dementia with antihypertensive treatment: new evidence from the Systolic Hypertension in Europe (Syst-Eur) study. Arch Intern Med 162: 2046-2052, 2002
- 小原克彦: Ca拮抗薬の痴呆の予防効果. 血圧6(2): 154-155, 1999
- Hatazawa J, Shimosegawa E, Osaki Y et al: Long-term angiotensin-converting enzyme inhibitor perindopril therapy improves cerebral perfusion reserve in patients with previous minor stroke. Stroke 35: 2117-2122, 2004
- Ohrui T, Tomita N, Sato-Nakagawa T et al: Effects of brain-penetrating ACE inhibitors on Alzheimer disease progression. Neurology 63: 1324-1325, 2004

6. 脳梗塞予防薬

　プレタールは、アスピリンと比較して1日23円余分の自己負担額が増えますが、約7カ月の延命が期待できます。この数字は決して小さい数字ではないと井上忠夫先生(聖路加国際病院薬剤部長)は述べています。

　プレタールは、強い血小板抑制効果が予想されたため脳出血が多くなるのではないかという心配がされていましたが、臨床試験(二重盲検)の結果、プラセボの脳出血のほうが多いという結果が出されて以来、私も信頼して血小板抑制薬の第一選択にしています。ただ、頻脈になる人が少なくないので、1日100～150mgにしていることが多いです。つまり50mg錠を朝1錠、夕に1～2錠です。頻脈になっても本人は自覚症状で悩むことは少ないです。

　高齢者は白内障手術を受けることが多いですから、手術の数日前からプレタールを休止することを忘れないでください。胃潰瘍、痔核がある場合は要注意です。

文献
・井上忠夫, 東儀英夫：脳梗塞再発抑制に関する薬剤経済学的評価. Medical Tribune 37(49): 46, 2004

7. プレタールの抗認知症効果

　プレタールは、国立循環器病研究センター神経内科の研究でNHKスペシャルでも報道された通り、ATDの認知機能を有意に改善させると思われます。動物実験でも、脳動脈を動かすなどの作用によって血管内アミロイドがクリアランスされるとされます。

　しかし平川亘先生は、第2回認知症治療研究会（2016、横浜）において、いかなる病型の認知症でも中核薬より効果があり、第一選択にしてもよいほどであること、後発品は効果がないこと、特にDLBで成績が良いことを多数の患者数から報告しました。

　プレタールは、抗血小板凝集抑制薬ですが、そのことよりさらにメリットがあることが明らかになりつつあります。これほどの作用がありながら気づかれなかったのは、大塚製薬がアメリカでの販売に失敗したからです。

　副作用は頻脈ですが、1日50mgでも認知機能に効果があるとされ、無理に常用量を投与する必要はないのが、非常に実用的でメリットであると思われます。

文献
・平川 亘：認知症に対するシロスタゾールの治療効果. 第二回認知症治療研究会, 2016.3

7 歩行障害系認知症の治療法

　4大認知症のうち、比較的初期から歩行障害を起こしやすいのは、脳血管性認知症（VD）とレビー小体型認知症（DLB）です。DLBは、意識障害系でもありますから、図7-1のように、まず意識障害を治すためにシチコリン静注は必須になります。ふつう1000mgを使います。

　写真7-1は10年前の症例ですが、シチコリン500mgと当時はアリセプトしかなかったので、歩行障害が出ないように2.5mgだけ内服

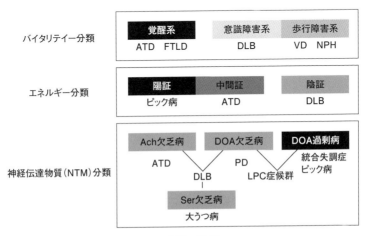

図7-1　キャラクター分類と病理診断の関係

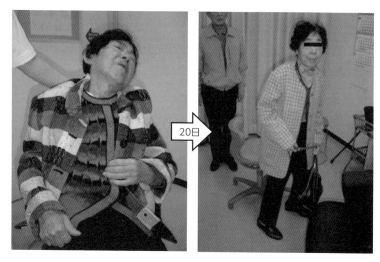

写真7-1
シチコリン500mg注射とアリセプト（2.5mg）で意識障害が改善したDLB
10年前（2007年）の症例です。

してもらい意識障害をなくしたDLB患者です。意識障害を放置してPD治療薬を投与しても幻視・妄想の世界に入って、かえって寝たきりになってしまいます。

　次に覚醒した後、歩かせるには、ドパミン系か非ドパミン系かを鑑別します。肘に歯車現象があればリバスタッチは使わず、ドパコールチャレンジテストをしてみましょう。

　歯車現象がなく、正常か鉛管様筋固縮なら正常圧水頭症（NPH）、脳血管性認知症（VD）かもしれません。すぐに歩かせたいなら、グルタチオン2000mgを50mLボトルで15分かけて点滴します。この日レセプト請求するなら、グルタチオンは無料にしないと混合診療になります（グルタチオンの保険適用は200mgで慢性蕁麻疹などの病名が必要）。

　なぜ15分かというと、効果のある人はだいたい15分で歩くからです。先発品はタチオンですが、自由診療なので後発品にしましょう。

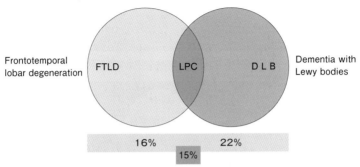

図7-2 LPC

In LPC, approximately 15% of dementia exist when they add up the report of specialists in Kono method practice.

　効果が出やすいのは、パーキンソン系(PD、PDD、PSP)や小脳失調系(MSA、CCA)です。CBDは効果が薄いのでフェルガードで押すしかないでしょう。DLBはグルタチオンで歩かせるというより、シチコリンで覚醒させるほうが歩行には貢献する感じがします。

　DLBはもちろん、レビースコア3点以上で気づかれるのですが、レビースコアとピックスコアがともに5点以上の患者をLPC(Lewy-Pick complex：レビー・ピック複合)(**図7-2**)と呼びます。LPC患者の病理基盤はDLBかFTLDのどちらかなのでしょうが、どちらかに確定する必要はありません。要するに歩行にはリバスタッチ、陽性症状にはウインタミンを使うことは自明の理だからです。

　LPC患者の中で、どうもDLBらしくない患者がいます。アームスイングがある、小刻み歩行ではない、声は意外と大きいが構音障害がある、急に倒れる、左右にふらつく。これは一応LPC症候群としておいて、PSP、CBD、MSAのいずれかであるということを後日気づ

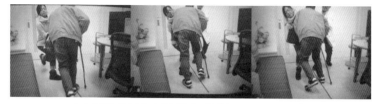
大木が倒れるように完全に相手に体重を預けてしまう転び方

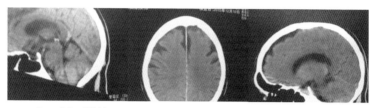
ハミングバード陰性　　　前頭葉が萎縮しているからPick complex

写真7-2　PSP患者の転び方

いていけばよいでしょう。

　PSPは、典型例（RS、リチャードソン症候群）、PSP-P、PSP-Cがあります。パーキンソンタイプは振戦があってPD治療薬が効きます。小脳型は、MSAとの鑑別が難しいですが、小脳が萎縮していないのに小脳失調があればPSP-Cです。眼球が上下に動かない、頸部が後屈するというのがPSPの決め手になりますが、全例に起きるわけではありません。

　写真7-2は、外来でPSP患者が転ぶ場面です。とにかく、丸太が倒れるように足を一歩も出さずに頭から突っ込みますから、こめかみに傷があって、びっくり眼でにやにやしている患者は、診察室に入った瞬間にPSPとわかります。

　最近は、アリセプトがDLBに認可されたために、幻視があると誰でもDLBと診断しアリセプトを処方し病態を悪化させられるPSP患者がよく来院するようになりました（**写真7-3**）。

　写真7-4は、ひどいジスキネジアを起こしていたPSP患者です。ジスキネジアは、完治させるのに半年くらいかかりますが、私は全例

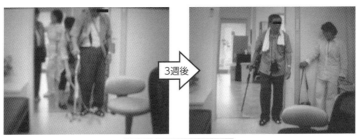

写真7-3　進行性核上性麻痺（PSP-PAGF）
ピックスコア 7　レビースコア 7

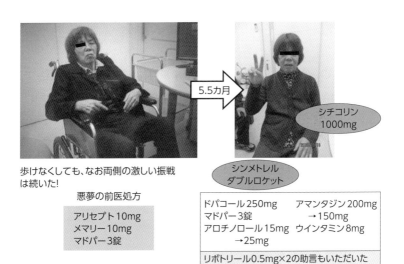

写真7-4　PSP-Pの薬剤性ジスキネジアを完全制圧
70歳女性　進行性核上性麻痺 + 薬剤性ジスキネジア

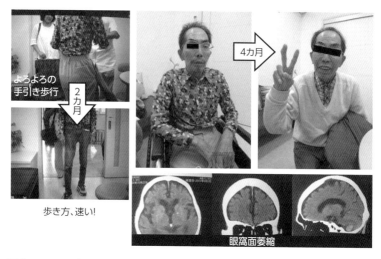

写真7-5　リバスタッチ、フェルガードで著明改善したCBS
75歳男性　皮質基底核症候群　HDS-R 22

　治しています。コツは、①いったん歩けなくなることを覚悟する、②PD治療薬をコウノメソッド推奨薬にかえていく、③なるべくリスク分散してPD治療薬の1回投与量を減らす、④振戦はアロチノロールやリボトリールに担当させる、⑤フェルガードやグルタチオン点滴（FG療法）も併用することです。

　Kertesz（カーティス）のPick complexに含まれるほどですから、深刻さがなく、前頭葉が強く萎縮していて、アリセプトで易怒が悪化します。

　皮質基底核症候群（CBS）は診断も治療も難しく、歩行障害に関しては結構経過が長くなるのですが、初期は片方の手が不器用になる（手袋をはめられない、ひもが結べない）のが大きな特徴です。CTでは大脳萎縮に左右差がある場合があります。これもPick complexですから、深刻さがなくピック病そっくりの症状を呈する患者もいます（**写真7-5**）。

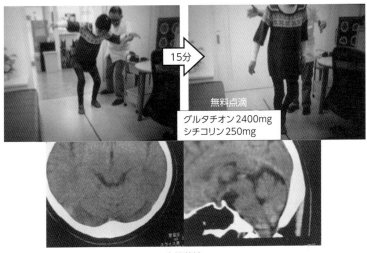

写真7-6　グルタチオン高用量でタンデムデイトが可能になったCCA
59歳女性　皮質性小脳萎縮症（CCA）　非認知症

　脊髄小脳変性症には、ほとんど散発性であり良性のCCA（**写真7-6**）と進行性のMSAがあります。両者の違いは、後者は排尿障害と低血圧があって急死するということです。私も51歳のMSA患者を失いました。玄関で急に倒れて亡くなったのです。日本ではMSA-Cが多く、小脳失調に効きやすいグルタチオン点滴は10日ごとには必要です。

　MSA-Pは欧米に多いとされ、PSPとの鑑別は極めて難しいですが、排尿障害、小脳萎縮があれば気づけるでしょう。治療法は同じですから、鑑別疾患に時間を費やす必要はないと思います。どちらも予後は悪いですから、FG療法は濃厚に行うべきです。

　稀ですが認知症が先行するMSA-Dもあります。**写真7-7**は、ATDだと思っていたら1週間で急激に歩けなくなり、小脳失調でした。グルタチオン点滴ですぐに歩行は改善しました。

　グルタチオン点滴は非常によく効きますから絶対に行うべきです。もともとイタリアの医師がパーキンソン病（PD）の脳内にグル

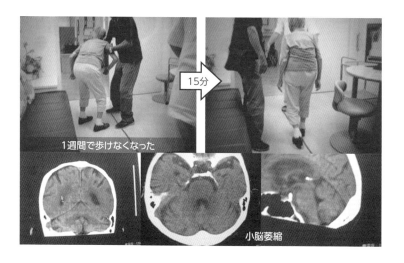

写真7-7　急激に小脳症状が出現したMSA-D
グルタチオン1600mgで完璧歩行
88歳女性　多系統萎縮症　認知症型から小脳型への移行　HDS-R 17

```
┌─────────┐  ┌──────────────────────────────────────┐
│1980年初頭│─│PDの脳内グルタチオンが非常に低下している│
└─────────┘  └──────────────────────────────────────┘
              ┌──────────────────────────────────────┐
              │Lドーパは、フリーラジカルの生成を増強して│
              │PDやほかの神経変性疾患による脳の損傷を増強させる│
              └──────────────────────────────────────┘
                              ▼
┌─────────┐  ┌──────────────────────────────────────┐
│ 1998年  │─│PDへのグルタチオン静注療法開始         │
└─────────┘  └──────────────────────────────────────┘
              （米国フロリダ州　Perlmutter Health Center）
```

図7-3　パーキンソン病に対するグルタチオン治療の歴史

7　歩行障害系認知症の治療法

表7-1　コウノカクテルの著効例

KONO Cocktail IV therapy

2年1カ月間に著効を示し認知症ブログに証拠写真とともに発表した166人

カテゴリー	疾患	患者数
Pick complex	PSP	36
	CBD/CBS	10
LPC	LPC	26
FTLD	Pick's disease	11
	Semantic D	7
	FTLD	4
	PNFA	4
	FTD-MND	1
	FTDP-17	1
Lewy body disease	DLB	20
	LBD	1
	PD	2
	PDD	2
Cerebellar degeneration	CCA	4
	MSA	17
	DRPLA	1
others	ATD, VD, DNTC and so on	19

others	
ATD	5
ARD	1
ADHD	1
DNTC	1
VD	3
Congenital hydrocephalus	1
Cerebral hemorrhage	1
Cerebellar hemorrhage	1
Unidentified cerebrum cerebellar atrophy	1
Fibrous myalgia	3
Lumbar spinal canal stenosis	1

タチオンが不足していることを発見したのが始まりで、黒質から発生した活性酸素が黒質を傷害してドパミン放出が減るというのがPDの発病起点とされます(図7-3)。その際、脳内グルタチオンが何らかの原因で不足するため黒質を保護できなかったということです。

　幸運なことに、グルタチオン点滴は発病後も効果的で、柳澤厚生先生の著書によると、10年間グルタチオンを毎週打ち続けた89歳男性がPD発病19年後にPD治療薬がゼロにできた(発病年齢・グルタチオン開始年齢が不明です)ということです。グルタチオン点滴を採用している医師は、コウノメソッド実践医の少なくとも155施設と、点滴療法研究会(会員500人)のほとんどと思われます。

　表7-1は、2年1カ月の間に認知症ブログで紹介したコウノカクテルの著効例166例です。疾患の分布など参考にしてください。LPCと書かれた患者の病理基盤は不明です。なかでも、遺伝性の脊髄小脳

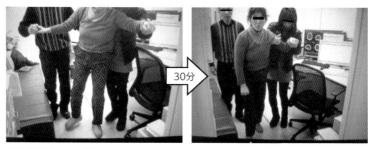

写真7-8　DRPLAの歩行が点滴療法30分後に改善した
44歳女性　遺伝性脊髄小脳変性症（歯状核赤核淡蒼球ルイ体萎縮症）

　変性症で最も予後の悪いDRPLA（歯状核赤核淡蒼球ルイ体萎縮症）患者が15分で歩行できたのは大きな成果だと思います（**写真7-8**）。
　非ドパミン系の歩行障害（NPH、VD、CBD）には、PD治療薬が使えないので、リバスタッチとフェルガードが歩行セットになります。フェルガードは歩行には強いほうがよいのですが、患者が易怒的であるとフェルガード100Mしか使えない場合もあります。
　歩行障害系認知症の治療法を**表7-2**にまとめました。

コウノカクテルの組み方

　スターターパック（**表7-3**）は、グルタチオン1600mg、シチコリン250mg、ソルコセリル4mL、ビタミンC 2000mgを使います。つまり、何が効くかわからない時点では、4成分すべて入れるということです。
　慣れてくれば、何が必要か初日にわかるのですが、初診時のスターターパックが効かない症例には次の方法で配合を変えていきます。
　基本的にはグルタ組：シチコ組：ソルコ組 = 6：3：1の割合であることを頭に入れて、まずグルタチオンが用量依存的に効いてこないかを見ながら増やしていきます。増やし方は400mg（2アンプル）ず

表7-2 歩行改善、静穏化の要点

標的症状	やるべきこと	具体例
歩行障害	ドパミン阻害薬の中止	ドネペジル中止
	歩行系中核薬の開始	リバスタッチ2.25〜4.5mg
	点滴療法	スターターパック(＊)
	PD治療薬の開始	ドパコールチャレンジ
陽性症状	幻視	抑肝散

(＊) グルタチオン　1600mg
　　シチコリン　　250mg
　　ソルコセリル　4mL
　　ビタミンC　　2000mg

表7-3 コウノカクテルのスターターパック

	コンポーネント	用量	配合・用量の根拠
G	グルタチオン	1600mg	600mgでも効くが重症でも効きうる最低量
	シチコリン	250mg	単独なら500mgは必要だが、Gと混注なら奏効するから
	ソルコセリル	4mL	単独なら8mL必要だが最初は最低量で
	ビタミンC	2000mg	G効果を延長させるため最低必要量

つアップ。最高で3600mgまで上げます。3600mgで効かなければグルタ組ではないと判断します(**図7-4**)。

次にシチコリンを増やしてみます。その際、グルタチオンを高用量のままにはせずいったん600〜1000mgに落としておき、ソルコセリル、ビタミンCはやめます。シチコリンは、750mg、1000mg、1500mg、2000mg、2500mgまで増やします。その際、グルタチオンが1000mg以上だとシチコリンハイテンションを起こしうるので、2000mg以上の時はグルタチオンなしのほうがよいでしょう。

これらが効かなかったら最後にソルコセリルを試します。ソルコ組なら8mL(2アンプル)でおおかた効きます。その際、グルタチオンは1600mgにしてシチコリンは0にします。ソルコセリルは12mLで

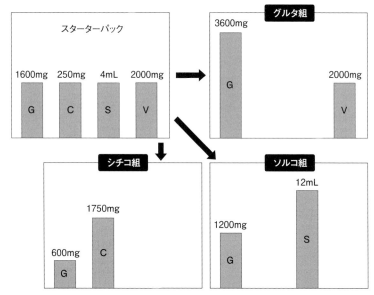

図7-4 コウノカクテル（GCS）点滴
G：グルタチオン，C：シチリコン，S：ソルコセリル，V：ビタミンC

効かなければあきらめます。

　さてビタミンCは、グルタチオンの作用時間を長くするために入れているだけですから、効くか効かないかのテストだけであるなら不要です。要冷蔵ですから持ち帰りもできません。

　シチコリン単独で1000mg程度の静注なら保険適用になる可能性はありますが、カクテルは原則自費になりますので、保険医療の当日は行わないでください。私がブログで示している初診患者の点滴は無料で行っています。

　診察日以外で患者が点滴だけに来た時は、先回の点滴が1）効いた、2）まったく効かなかった、3）以前のほうが効いた、という3択のアンケートを記入してもらい、その回答を考慮して当日の配合を指示します。そうすれば、効いていないのに次回診察日までに4回も無

駄に点滴をしに来たということがなくなり、早く患者を治すことができるようになりました。

　料金設定は自由ですが、病気に苦しんでいる方々ですから常識的な料金でお願いしたいと思います。いずれ低額混合診療を許可させるよう政府に働きかけていきます。

　最後に正常圧水頭症（**写真7-9**）、ピック病第三期（**写真7-10**）、アルコール関連認知症（ARD）（**写真7-11**）の歩行障害にも点滴が効くことを示しておきます。認知症以外では、線維筋痛症の著効例も経験しました。この疾患においては筋肉注射は禁忌（激痛）ですから、必ず点滴でお願いします。

> 文献
> ・柳澤厚生：グルタチオン点滴でパーキンソン病を治す, G.B., 2014

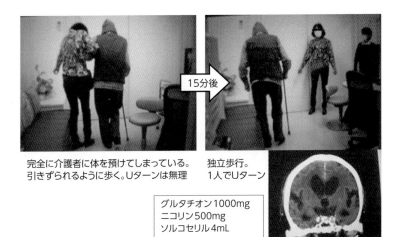

写真7-9　グルタチオン1000mgで体幹機能、歩行が改善したNPH
86歳男性　前頭側頭葉変性症（FTLD）＋正常圧水頭症　HDS-R 5　（写真6-2を再掲）

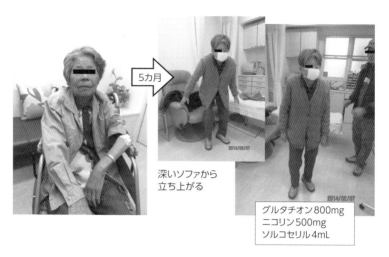

写真7-10　グルタチオン800mgで独立歩行したピック病
85歳女性　ピック病　HDS-R 13

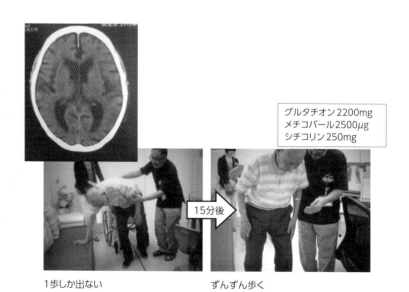

写真7-11　点滴療法が即効したARD
87歳男性　アルコール関連認知症　肝硬変　HDS-R 22.5

8 各 論
～症例徹底研究～

1. アリセプトのresponderと軽症例に対する処方

ゆっくり増量すればよい

▼症例74　71歳男性　ATD　HDS-R 16.5

　周辺症状の少ないおとなしいタイプ（単純認知症型）。それでもアリセプト1.5mgに加えて、念のためグラマリール25mg（夕）を併用していた。1.5カ月で軽度改善（前頭葉機能）。9カ月後に中等度改善（側頭葉機能）。10カ月後には自動車を自分で運転できるようになった（1年前は赤信号でも停止しなかった）。アリセプトを3mgに増量して、その4カ月後に友人の死去に伴う反応性うつ状態になった。その時は、抗うつ薬ではなくアリセプトを4mgに増やしてうつは脱した。結局 5mgにしたのは、初診時の1年10カ月後だった。〈Dp#561〉

解説：

　小柄な男性です。家族の希望などでアリセプト増量を見送ってきましたが、少しの改善だけでも満足してくれる家族でもあり、アリセプト増量を非常にゆっくり行った症例です。ただ、「シリーズの序」で申し上げましたが、3mgを処方し続けるとレセプト上問題が生じる自治体がありますので注意してください。

　運転機能の回復は、中等度の側頭葉機能（中核症状）改善と評価できます。その効果が出るのに10カ月かかったのは、アリセプトの用量が少なかったからですが、だからといって、初めから増量してバランス良く改善したかもしれないとは考えていません。

　「バランスの良い改善」とは、陽性症状の悪化を伴わない中核症状の改善のことです。「バランス」は介護上大変大事なことです。「バランスの悪い改善」というのは、例えばシンメトレルでやる気が出てきたが怒りっぽくなった、という場合を指します。なお、道路交通法改正で、現在は基本的には運転禁止ですのでご注意ください。

▼症例75　66歳女性　ATD　HDS-R 26.5

　知能は高いが、「大声を出してしまう」、「畑にネギを取りに行って何をしに行ったか忘れる」という症状で認知症と診断し、アリセプト2mgを処方。1.5カ月後に、大声を出してしまうのが治り、「自分の病気を自覚できるようになった」という。3カ月後のグアム旅行では、妹をリードして遊覧することができた。ガイドから教わった観光地の由来はすべて覚えていて、昔通り頭の中にピッと出てくるようになったという。3カ月間で着物を6着作った。〈Dp#786〉

解説：

　早期ATDにおけるアリセプト2mgでの中等度改善（前頭葉・側頭葉機能）です。一般に軽症患者における効果は確認しにくいものですが、こういった劇的な効果も時に見られます。彼女が認知症ではなくてうつ病だったのがアリセプトで改善したとは考えていません。HDS-Rが26.5もあるのにATDと診断したこと。正常に近い患者はアリセプト5mgでは強すぎるという私の経験が生きました。

2. アリセプトの長期効果

長く効き続ける場合がある

▼症例76　79歳女性　ATD　HDS-R 16

　5mgで、1カ月後には少し最近のことを覚えているようになった。4カ月後、デイサービスのための服を前日に自分で出すようになった。7カ月後、HDS-Rは21に改善（+5）。9カ月後、嫁の会社に電話をかけてきた（最近は電話ができなかった）。〈Dp#61〉

3. アルツハイマー型認知症の血管因子について

▼症例77　82歳女性
脳梗塞による意識障害と片麻痺、およびMCI　HDS-R 不可

　半年に一度の奇跡的著効例。右中大脳動脈閉塞による左片麻痺と意識障害で車椅子にて来院。前医は抗うつ薬を処方していた。脳卒中発作前は元気な主婦で次女の弁当を作るほどだった。初診時、**写真8-1（左）**のように左片麻痺で車椅子に座り1日中寝ている状態だった。抗うつ薬が大量に処方されていたが元気にならないとのこと。知能検査も不可能。CT（**写真8-2**）では右MCA領域の閉塞だったが、健側頭頂部の萎縮が強いためATD発病準備期間（MCI）に卒中を起こし深い意識障害を起こしたと推測して、サアミオンではなくアリセプトを投与。**写真8-1（右）**のように劇的に効果を示し、デイサービス先で美空ひばりの歌詞をすべて暗記して皆に歌って聞かせる毎日となった。

　前医の抗うつ薬を中止してアリセプト1.5mgを開始。易怒もあるためグラマリール75mgを併用。

　2週間後に軽度改善（前頭葉機能）。家族によると2日に1回しか飲ませていなかったとのこと。つまり有効量は0.75mg。アリセプト用量はそのままで念のためグラマリールは100〜150mgに増量した。2.5カ月後、著効（前頭葉・側頭葉機能）。2.5mgに増量した。1年4カ月後、アリセプトの維持量は1.67mgで、グラマリールは75mgとなっている。改善した状態で続いている。脳卒中発作前より明るく快活になったという。〈Dp#1275〉

解説：

　この症例は、脳卒中前よりも明るくなったとのことで、やはり脳卒中前にATDのうつ状態があったと推測しています。一般の医師だったら絶対にアリセプトの適応症とは考えない症例だと思います。

　いわゆる「アルツハイマーの血管因子」にアリセプトが奏効したわけで、VDに効いたとは考えていません。私は読者に「ATDかどうかは画像診断なしで判断しましょう」と言いますが、この症例はCTの1スライスだけでATDの潜伏に気づいたものと考えています。

　ATDの「潜伏期」は長い人で10年と言われます。大梗塞後に原因不明の意識障害、予想外の周辺症状・せん妄を生じた症例の中には、ATDの準備期間にあった人が大勢含まれるはずです。そのようなイメージを頭に持って彼女のCT所見を読んだ時、サアミオン、シンメトレルよりもアリセプトの選択が思い浮かびました。

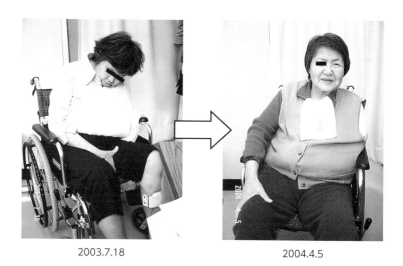

写真8-1　症例77
脳梗塞による意識障害にアリセプト0.75mgが著効した症例　〈Dp#1275〉

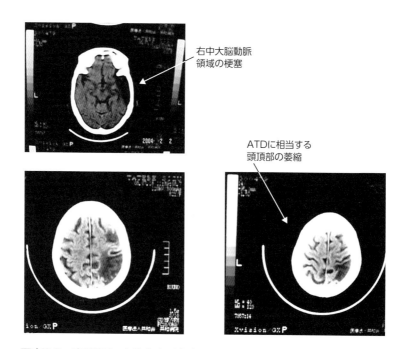

写真8-2　意識障害、左片麻痺で来院した82歳女性のCT所見

脳血管障害やNPHでウトウトしている患者に抗うつ薬を処方して元気にしようとする医師がいますが、正攻法ではなく害になります。第一選択はサアミオンかシンメトレル。ATDが介在すると思ったらアリセプトです。

　<u>この症例は、大梗塞が存在するにもかかわらずVDではなく、混合型認知症でもありません。「脳梗塞による運動障害と、潜在していたATDによる認知機能低下」という理解をします。ATD病変は軽度のはずですから、脳血流シンチなど高度な検査を行っても病態理解には役立ちません。</u>

　彼女の麻痺側の筋力を増強したければサアミオンが第一選択ですが、家族はいまの状態に満足しており、易怒を増強させる恐れがあるので処方しません。MCIにアリセプトが効くということは考えられます。

4. アリセプトの効果と副次作用の交錯

　薬の「レスポンダー responder」（効果が出る人）という観点から考えますと、アリセプトで副次作用が出る人は、主作用も出やすいと考えられます。副次作用をなるべく出さないで主作用だけ出すには、5mg未満の処方をするというきめ細かい配慮がどうしても必要になります。

後期興奮の制御失敗
▼症例78　91歳女性　ATD　HDS-R 10
　初診から1カ月後、5mgでテレビや新聞を見るようになった。しかし半年後<u>戸外へ飛び出してしまうことがあり</u>、2.5mgに減量。その25日後、夜中に俳徊して転倒して骨折。10カ月後、HDS-Rは3.5に急激に悪化してしまった。〈Dp#63〉

解説：
　アリセプト5mgで効果があったためずっと5mgを処方していましたが、高齢でもあり、途中から2.5mgで継続しておけば、飛び出しや俳徊が起きずに在宅生活が続けられたかもしれません。

前期興奮の再現性

▼症例79　77歳女性　ATD　HDS-R 4

　3mgで4日後から怒りっぽくなり、しかし20日後から服薬、歯磨き、入浴をスムーズに行うようになった。兄弟の名を1回教えただけで書き始めた。歩行が速くなった。5mgに増量した4日後から暴れるようになり、3カ月後にはズボンをはかせようとする娘を蹴り、すごい勢いで走ることも。結局、転倒して肋骨と頭蓋骨を骨折しアリセプトは中止となった。その後、低血糖なども起こし1年後には要介護1が4に。〈Dp#169〉

解説：
　アリセプトを増量するたびに前期興奮が起き、効果としては前頭葉機能、側頭葉機能、運動機能まで改善しましたが、当時は5mgに増量しなければいけないという指導を守ったためにこのような悲劇になりました。この患者は、もともと重症でしたし気性の強いキャラクターでしたので、ずっと2.5mgでよかったのだと思います。

前期興奮と後期興奮

▼症例80　74歳女性　ATD　HDS-R 16

　3mgで10日後から怒りっぽくなり、その後ほがらかになった。グラマリール50mgを併用しながら5mgに増量したところ、4日後から頻回にトイレへ行き尿失禁も起こした。家族はアリセプトを3mgに戻してほしいと希望。その後4カ月間3mgで穏やかな生活ができていた。半年後しゃべりすぎるので3mgを週5回（平均2.14mg）に減量。7カ月後、維持量2.5mg、グラマリール50mg（夕）で生き生きして笑顔が見られる生活となった。〈Dp#151〉

解説：
　前期興奮（易怒）、後期興奮（頻尿）を経験した軽度改善例です。グラマリールを併用しなければアリセプトは中止になっていたと思います。

5. アリセプトによるパーキンソニズム

アリセプトでアセチルコリン系を賦活すると、ドパミン系の相対的不足を生じてパーキンソニズムが誘発されることがあります。そういった患者は、もともとドパミンが低下してきていてパーキンソン病(PD)やレビー小体型認知症(DLB)を発病する直前だったと考えられます。純粋なATDと思っても後からPDが合併する確率は10%以上あるという認識が必要です。

アリセプト服用中に小刻み歩行になった場合は、まずアリセプトを減量し、歩行が改善しなければペルマックスを追加します。シンメトレルはあまり効果がなく、他の抗パーキンソン病薬は副作用(嘔気、ふらつき)が出やすいので、私はペルマックスを第一選択としています。認知症のない純粋なパーキンソン病の治療薬はこれとは異なると思いますが、ここでは述べません。

アリセプト少量の継続

▼症例81　66歳女性　ATD＋PD　HDS-R 24.5

ATDとの診断をし、陽性症状があったためアリセプトは1.5mgで開始しグラマリール100〜150mgを併用して処方した。するとすぐに穏やかになって、大学病院整形外科医から「落ち着いたね〜」と感心されたという。

ところが、2カ月後小刻み歩行が出現。アリセプトを5日間中止して0.75mgで再開し、メネシット2錠を開始。2.5カ月後歩行が改善しないのでアリセプトを1カ月中止してみた。カバサール2錠は無効。10カ月後、診断名をATD＋PDに変更。メネシット3錠、アリセプト1.5mgでHDS-Rは24.5のまま。散歩が増えた。1年後、排徊あり。〈Dp#757〉

解説：

パーキンソニズムに邪魔されてアリセプトを増量できなかった症例です。陽性症状には、グラマリール50mg、リーゼ15mg、レンドルミン1錠も併用していました。<u>若いのでATDもPDもコントロールしにくいです</u>。脳萎縮は強いので純粋なPDとかDLBの可能性はないと考えています。

▼症例82　70歳男性　DLB　HDS-R 11

　よろよろと歩く患者で、CTでは前頭葉皮質が特に萎縮(沈み込みタイプ)しており、無症候性脳梗塞が1個あった。アリセプト2.5mgで経過を観てきたが、攻撃的になって空腹になるとドアをドンドン叩くという人格レベルの低下があった。7カ月後、小刻み歩行となり、15カ月後には誤嚥のエピソードもあった。20カ月後、陽性症状が安定していたのでアリセプトを5mgに増量したところ、2カ月間で中等度改善(側頭葉機能)が得られた。すなわち、本人の話す内容がよくわかるようになったという家族も驚く変化だった。初診から「違和感のあるATD」と漠然と診断していたが、この一件でDLBと確信を持った。〈Dp#867〉

解説:

　パーキンソニズムがあるためアリセプト増量を躊躇していました。半年ほど早くアリセプトの増量が可能だったかもしれません。DLBはアリセプトに反応するなら2mg以下で反応することが多いのですが、5mgでようやく反応した珍しいケースです。DLBは専門医でも初診時から診断がつけられるわけではありません。
　この症例は、幻視というDLBの決定的な症状がないので診断が遅れましたが、「よろよろ歩く」ATDというのは基本的には存在せず、しかし前医が抑制系薬剤を処方していることが多いので、つい「薬剤性のよろよろ」かと思ってしまいがちです。
　表5-6(p.112)をもう一度ご覧ください。パーキンソニズムを合併した認知症患者の分類と処方をまとめました。何千という数の患者を診た結果、これだけクリアカットにまとめることができます。この基本戦略を個々の患者でアレンジするのが読者のセンス(臨床勘)にかかっています。

6. アリセプト無効例の特徴と経過

平和を選ぶ

▼症例83　72歳女性　ATD　HDS-R 16

　アリセプト3mgで開始。2カ月後の外来での家族報告では、「少し記憶や見当識が良くなったが、他者から注意されると体を震わせて怒ることがある」とのこと。軽度改善(側頭葉機能)および前期興奮。半年後から両下肢浮腫の出現など体調も悪く、7カ月後家族が在宅で看られなくなったというので、アリセプト5mgにグラマリール50mg(0-1-1)を併用。2カ月後に施設入所となりアリセプト中止となった。表情は優しくなったという。初診から11カ月間で

HDS-Rは、16・17・13と低下したにもかかわらず、要介護は4から2に軽減判定となった。〈Dp#52〉

解説：

　「アリセプトをやめたら介護しやすくなった」という事象はよく起きることです。この患者はアリセプトに対するレスポンダー（効能、副次作用とも）です。当時私はアリセプトを少量（例えば1.67mg）で継続するという知恵がありませんでした。「少し良くなった」というアリセプトの成果に私が酔ってしまい、アリセプト中止時期を逸してしまったのです。
　家族が「どんなことがあっても認知症の進行を止めたい」と考えるか、「家庭が平和であればよい」と考えるかによって処方が変わります。しかし、アリセプト1.67〜2.5mgとグラマリール75mgの処方をしていたら、両方の願いをかなえられた可能性があり、患者はもう少し家庭に留まれたかもしれません。

時期によって処方を再考する

▼症例84　66歳男性　家族性アルツハイマー病　HDS-R 16

　3mgで開始し、2週間後には記憶が少し改善。もともと神経質な人なのでグラマリール25mgを併用しておいた。2カ月後怒りっぽくなったので、アリセプト3mgを週5回に減らした（2.14mg）。3.5カ月後、結局2.5mgとグラマリール75mgで安定した。半年後、神経質になってきたので2.5mgを細粒2mg減量。1年後1.5mgでも落ち着かず、アリセプト中止。HDS-Rは16で不変。
　2年後アリセプト1.5mgで再開したところ中等度改善（前頭葉・側頭葉機能）。2.5mgに増量。3.5年後MRIを行い、橋と皮質下に脳梗塞が起きていたことが判明。アリセプトは2.5mgのままでテグレトール400mgを併用している。〈Dp#584〉

解説：

　アリセプトのレスポンダーであることはわかっていましたが、陽性症状をコントロールできず、いったんアリセプトを断念しました。しかし家族の要望もあり久しぶりに再開したところ、かなり改善しました。「認知症というのは、時期によって薬の作用が異なる、治療をあきらめてはいけない」ということを学びました。この症例では虚血が病状を動揺させていたかもしれません。

副次作用がない患者は効果も出ない

▼症例85　70歳女性　ATD　HDS-R 14.5

　アリセプト1.5mgから開始し何の反応もないので、2カ月後に5mgに増量。効果も副次作用もまったくなく2年間でHDS-Rは5に低下してしまった。教育年数は11年あった。〈Dp#1019〉

解説：

　副作用が少ない新薬というのは、一時期流行してよく使用されますが、結局「効き目が弱い」という致命的な欠点で使われなくなっていきます。

　本当にリスパダールはセレネースより優秀なのでしょうか。私は、初めてリスパダールを処方したATD患者がみるみるうちに背中がよじれて歩き出した時、「やはり副作用が出る時は出るものだ」と確信しました。用量設定をこまめに変更せずに漠然と向精神薬を処方し続けると、いずれ高齢者の体内には薬物が蓄積してきて副次作用が生じます。

　認知症介護を助ける処方で大事なことは、第一選択には「医師の予想通りの結果を出してくれる薬」を使うことです。ある患者は静まり、ある患者は興奮するということでは困ります。ある精神科医が漏らした言葉が印象的でした。「いざとなったらセレネースだけが頼りです」と。これは若い精神病患者の話ではあるのですが、認知症にも似たことが言えます。

　ですから、よほどの専門医でないかぎり、グラマリール、ウインタミン・コントミン、セレネースといった古くて、安くて、抑制系作用が明確な薬のさじ加減を精密にしていくことが、信頼される処方のコツになります。経験症例が少ないのに、新薬にあれこれ手を出すと抑制系薬剤の使いこなしになかなか成熟できないと思います。野球で言えば、どちらに落下するかわからないフォークボールは使わず、カーブかシュートを投げなさいということです。

最後になりますが、アリセプトを使いこなす技量は、認知症を扱う医師の義務です。開発者の杉本八郎さんは個人的に交流があり、優れた人格者です。アリセプトは、20世紀を代表するたった10個の薬に選ばれています。あの有名な抗生物質の代表、ペニシリンと同列なのです。

　実はメバロチンも10個の中に選ばれていて、2つの日本製薬剤が入っていることになります。開発者の遠藤章さんは、ゴールドスタインがHDLコレステロール研究でノーベル生理学・医学賞をとった時に同時受賞するのが筋だったほどの人です。なぜならメバロチンがなければ研究できなかったからです。

　アリセプトもそれくらいの薬だということを皆さんには伝えておかなければなりません。それなのに、どれだけ多くの患者がこの18年間、アリセプトの副作用で苦しめられてきたのでしょうか。

　本書の初版本は、それを吐露した世界初めての本だったはずです。出版以後、あんな話うそだろ、と言ってくる人は1人もいませんでした。出版や広告に関しては、いろいろと障壁もありましたが、笑って済ませられるレベルです。そして、この本は永遠に出版され続けなければなりません。

　私はアリセプトが愛される薬として取り扱われることを願っています。切れ味の良い本当に良い成分なのですから。いま読者が処方しているアリセプトを、半分に割って飲んでもらってください。患者はものすごく良くなると思います。

●おわりに

　この本の初版が出版されてから12年後に、この改訂版を書くことにした。改訂の作業を行わなければ、この本は廃版になった。しかし、私は読み返してみて、廃版にしてはいけない本だと思った。

　なぜなら、多くの臨床医が「学会ではアリセプトは効く」と言われているが自分で使ってみてもその感触が得られない、という素朴な疑問を持ち続けていた時に発刊された歴史的な本だったからである。読者は例外なく「目からウロコ」という表現をした。

　誰も教えてくれなかったアリセプトの真実。それは私の創作でも妄想でもなく、日本で一番アリセプトを処方してきた医師が確信的に書いた情報である。私は1999年11月29日のアリセプト第一号から2000例までは詳細な個別カードを作っていた。そしてアリセプトの特性のすべてをつかみ、用量設定に腐心した。

　これは、ただ漫然と用法用量、増量規程を守って処方されたら大変なことになるという危機感を感じた。奇しくも共和病院には、レビー小体型認知症で副作用に悩む患者が、ケアマネジャーの機転でどんどん運ばれてきはじめた。

　ひどい副作用を起こすのは、ほぼ全員がいわゆる専門医の処方だったことに衝撃を受けた。患者をちゃんと診察もせず、薬の経験数も少なく、介護者の気持ちもわからず、副作用を症状の進行と思い込み、被害を拡大していった。せっかく登場したアルツハイマー型認知症治療薬の良さを危険薬に変えてしまっていた。

　この10年間、コウノメソッドは信じられないほどの進歩を遂げた。その原動力は、フェルガード、ウインタミン、グルタチオン、シンメトレル、薬価の安い古い薬ばかりである。アリセプト、レミニール、リバスタッチ、メマリーで現場に希望が生まれただろうか。残念ながら、あるのは「新薬が出ないほうがましだった」という症例の記憶ばかりである。

　しかし、曲がりなりにもアルツハイマー型認知症の臨床治験で有意差をもって有用と判定された4成分である。臨床医が工夫すれば効く患者

もいるのだろうと日々頭をひねって使ってきた。

　ウインタミンのおかげでピック病の治療法は確立し、2013年に253ページにも及ぶ医学書を出版した。レビー小体型認知症の治療法はアリセプトしかなかった時代にもかかわらず、2011年には出版できた。

　2013年からはグルタチオン点滴を始め、歩行障害系の認知症だけでなく、進行性核上性麻痺、多系統萎縮症といったプライマリケア医が診るはずのない変性疾患がコウノメソッド実践医の手によって改善できる体制になってきた。

　若い頃、医学会の発言や医学会の発行するガイドラインがすべてと思っていた自分が、医学会にきわめて問題が多いことに気づくのに25年以上かかった。しかし、誰よりも患者を診ることで、自分の感触が国内で一番真実に近いことが確認できた。多くの患者、医師がコウノメソッドを支持しつつあるのだから。

　医師にとって最も大事なことは、患者や家族に迷惑をかけないことである。

　医学部に入ることはきわめて難しいが、それがゴールではなかった。社会が医師に要請することは、患者個々の差を見極め、必死になって治療法を自分の頭で考えてほしいということだと思う。

　社会人と同じで、社会に出てからが勝負である。ここには大学受験時代の偏差値は全く関係ない。

　超高齢化した日本の認知症患者に教科書などない。いまこそ漢方医学のように患者個々に現れた症候を丹念に治してゆくアナログ的な医療がほしい。求められるのは職人だ。

　コウノメソッドにはエビデンスはないとの批判もあるようだ。いい加減、その言葉は封じて、ちゃんと自分の患者を治したらどうかと言いたい。本を書くたびに、私には怒りしか残らない。それでも、今回の改訂で私は、いままで言わずにはいられなかった批判の言葉をあえて封印した。それは、批判の応酬からは何も生まれないし、救いを求める認知症の患者・家族を困惑させるだけだからだ。

著　者

索引

● **数字・欧文**

4大認知症　122
ACE 阻害薬　134
ADL　23
BPSD　43
Ca 拮抗薬　133
CCA　143
CDP コリン　50
FG 療法　127
FTD　119
FTLD　119
iNPH　94, 117
Jobst 法　97, 98
LPC　139
MIBG 心筋シンチ　105
MSA　143
non responder　72
NPH　91
PD　101, 105
PSD　50
PSP　140
responder　151
SSRI　119
tereatable dementia　52
vascular depression　130
VD　127

● **和文**

【あ】

亜鉛欠乏　19
アカミミズ配合サプリメント　50
頭のモヤモヤ　59
頭の回転　59
アーテン　115
アパシー　47
アメル　30
アリセプト　18, 22, 106
　—1.5mg 改善例　66
　—継続の判断　80
　—少量継続　157
　—の開始時の説明　60
　—の効果　52, 55, 155
　—の後期興奮　63
　—の処方指針　75
　—の静穏作用　68
　—の前期興奮　60
　—の増量不要　69
　—の中止　72, 76
　—の長期効果　152
　—のnon responder　72
　—の副次作用　54, 155
　—の無効例　158
　—の有効率　53
　—のresponder　151

アルコール関連認知症　149
アルツハイマーの血管因子
　　72, 96, 153
アルツハイマー型認知症
　　―のCT所見　95
　　―の特徴（画像所見）　96
　　―のバリエーション　91
イクセロン　83
イチョウ葉エキス　131
易怒　63
医療過誤　16
医療保護入院　33
陰性症状　17, 21, 23, 47
　　―に対する処方　50
ウインタミン　17, 26, 121
うつ状態　19, 47
運動機能　58

【か】
介護者のうつ状態　46
介護負担軽減のための処方　45
改善の判定　35
海馬萎縮　91, 96
害になる薬剤　16
覚醒リズム　43
下肢筋力　58, 59

家庭天秤法　24, 38
ガーデンアンゼリカ　40
患者の不安材料　45
記憶　24, 56
強迫行為　64
首垂れ現象　108
グラマリール　17, 26, 36, 37
グルタチオン
　　119, 128, 138, 143, 146
軽症例　151
血小板抑制薬　135
元気がない　24
コウノカクテル　143, 146
興奮　24
興奮系薬剤　21, 23
後期興奮　54, 155, 156
降圧薬　133
抗うつ薬　17
　　―の二面性　17
抗けいれん薬　38
こだわり　63
誤投薬　18
コバシル　134
混合型認知症　90
コントミン　17, 26, 121

索引

【さ】

サアミオン　17, 25, 50, 128, 130

サインバルタ　19

ジェイゾロフト　20

自覚症状　59

自我のめざめ　64

時間見当識　57

四肢筋力　58

姿勢異常　31, 107

シチコリン　20, 39, 48, 137, 146

周辺症状　21, 57

消化器症状　53

焦燥　63

情緒安定　56

少量継続　157

食欲セット　19

食欲低下　47

処方再考　159

進行性核上性麻痺（PSP）　140

シンメトレル　17, 115, 117, 128

シンメトレルロケット　42, 49

髄液排除　117

錐体外路症状　33

正常圧水頭症　149

精神科的認知症　26

精神症状　23

セロクエル
　27, 30, 37, 38, 39, 40, 107, 160
　―による姿勢異常　31
　―の奇異反応　31
　―の副次作用　31
　―のめざめ現象　31

前期興奮　53, 54, 60, 156

前頭側頭型認知症（FTD）　119

前頭側頭葉変性症（FTLD）　119

前頭葉機能　53, 56

専門医　15

側頭葉機能　53, 56

側頭葉皮質萎縮　96, 99

ソルコセリル　146

【た】

体幹傾斜　102

体調不良　47

大脳皮質萎縮のCT画像上の相違点　99

多系統萎縮症（MSA）　143

中核症状　21, 52
　―の悪化　71

昼夜逆転　22, 25, 42

長期効果　152

テグレトール　38

鉄道事故　44
デパケンR　38,120
デパス　38
デプロメール　119,120
てんかん　74
転倒　102,110
透析患者　75
頭頂部皮質萎縮　96
特発性正常圧水頭症（iNPH）
　　94,117
ドグマチール　18
ドパコール　115
ドパコールチャレンジテスト　128
ドプス　115

【な】

内科的認知症　26
NewフェルガードLA　20,40,117
ニューレプチル　30
尿失禁　58
認知症症状　21
認知症診断の手順　89
認知症責任疾患の合併　90
認知症に害になる薬剤　16
認知症の行動および心理症状　43
認知症の複合　89,94

脳萎縮　91
脳血管性うつ状態　130
脳血管性認知症　127,137
脳梗塞後遺症　26
脳梗塞予防薬　135
脳卒中後うつ病　50

【は】

バイロテンシン　133,134
パキシル　20,119
パーキンソニズム　33,94,111,157
　　―の制御　111
パーキンソン症候群　33
パーキンソン素因　63
パーキンソン病（PD）　101,105
　　―治療薬の使いこなし　114
歯車現象　79
場所見当識　57
パッチ剤　83
バランス　65
　　―の良い改善　151
判断力　57
皮質基底核症候群（CBS）　142
皮質性小脳萎縮症（CCA）　143
ビ・シフロール　115
皮疹　73

索引

ビタミンC　146
ピックセット　122
ピック病　27, 28, 121, 149
標的症状　24
フェルガード　131
フェルガード100M　40, 122
副次作用　31, 54, 160
不定愁訴　131
踏切事故　44
不眠　42
プライマリケア医　15
プレタール　131, 135
　　―の抗認知症効果　136
プロマックD　19
プロルベインDR　50, 131
ペルマックス　114, 115
　　―の興奮作用　114
変性疾患セット　86
歩行改善　112
歩行障害（歩行困難）　100, 103
　　―系認知症　137
歩行セット　86

【ま】

麻黄附子細辛湯　49
マドパー　115

水谷俊雄分類　96
無効例　158
めざめ現象　30, 31
メネシット　115
メマリー　22, 87
妄想　39
物盗られ妄想　39

【や】

薬剤過敏性　100
薬剤性パーキンソニズム　32, 105
ゆっくり増量　151
陽性症状　17, 21, 23, 25, 28, 29, 43
用量　65
抑肝散　40
抑制系薬剤　21, 23, 25
　　―の第一選択薬　26
　　―の第二選択薬　38

【ら】

リスパダール　38
リーゼ　38
リバスタッチ　22, 33, 83
ルボックス　119, 120

ルーラン　38
レビー小体型認知症　85, 100, 137
　　―の特徴　102
　　―の薬剤過敏性　107
レビー・ピック複合　139
レミニール　22, 80, 122
レンドルミン　42
ロヒプノール　42

著者の横顔

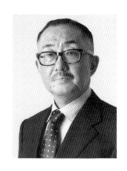

河野 和彦 （こうの かずひこ）

昭和33年　名古屋生まれ
昭和57年　近畿大学医学部卒業
昭和59年　名古屋第二赤十字病院での研修を修了
昭和63年　名古屋大学医学部大学院博士課程修了、医学博士
平成 6年　名古屋大学老年科講師
平成 7年　愛知県厚生連海南病院老年科部長
平成15年　特定医療法人共和会共和病院老年科部長
平成21年　名古屋フォレストクリニック院長
　　　　　現在に至る

役職

認知症治療研究会副代表世話人
日本老年精神医学会指導医
International Psychogeriatric Association (IPA) 会員　ほか

著書

プライマリケアのための痴呆診療技術, フジメディカル出版, 2002

認知症治療のベストアンサー ―コウノメソッドによる王道処方, 中外医学社, 2013

ピック病の症状と治療 コウノメソッドで理解する前頭側頭葉変性症, フジメディカル出版, 2013

レビー小体型認知症 即効治療マニュアル〈改訂版〉, フジメディカル出版, 2014

コウノメソッド流 臨床認知症学, 日本医事新報社, 2015

　　　　　　　　　　　　　　　　　　　　　　　　　　　　　　など多数

認知症ハンドブック②
認知症の薬物治療 <改訂版>
コウノメソッド処方テクニック

2006 年 1 月 20 日　第 1 版発行
2018 年 1 月 20 日　改訂版第 1 刷発行

著　者　河野和彦(こうの かずひこ)
発行人　宮定久男
発行所　有限会社フジメディカル出版
　　　　大阪市北区同心 2-4-17　サンワビル　〒530-0035
　　　　TEL 06-6351-0899 ／ FAX 06-6242-4480
　　　　http://www.fuji-medical.jp
印刷所　奥村印刷株式会社

©Kazuhiko Kono, 2018
ISBN978-4-86270-163-3

・ JCOPY 〈(社)出版者著作権管理機構委託出版物〉
　本書記載記事の無断複製を禁じます。複製される場合は,そのつど事前に
　(社)出版者著作権管理機構
　(TEL 03-3513-699 / FAX 03-3513-6979, E-mail: info@jcopy.or.jp)
　の承諾を得てください。
・本書に掲載された著作物の無断での転載・引用等を禁じます。
・落丁・乱丁本はお取替えいたします。
・定価は表紙カバーに表示してあります。